L'infirmier

en Neurologie

Le Guide Complet

ALEXANDRE CAREWELL

Table des matières

« *Chaque action, chaque mouvement, même la réflexion la plus élémentaire, est un prodige en soi. Elle est le résultat d'une synchronisation extraordinaire de milliards de neurones.* »

Chapitre 1:
INTRODUCTION À LA NEUROLOGIE

Brève histoire de la neurologie

La neurologie, cette fascinante discipline médicale qui s'intéresse à l'étude du système nerveux, a parcouru un chemin long et complexe à travers les âges pour arriver à la compréhension actuelle des mystères du cerveau et des nerfs. Plongeons-nous ensemble dans cette histoire, qui est bien plus qu'une simple chronologie d'événements, car elle reflète l'évolution de notre compréhension de nous-mêmes.

Dans l'Antiquité, les civilisations égyptiennes, grecques et romaines posèrent les premières pierres de ce qui allait devenir la neurologie. Les Égyptiens, par exemple, disposaient déjà de connaissances anatomiques avancées, comme en témoigne le fameux papyrus d'Edwin Smith, qui mentionne des observations de blessures traumatiques du cerveau. Cependant, c'était Hippocrate, le père de la médecine, qui affirmait au Vème siècle avant J.-C. que c'était le cerveau, et non le cœur, qui était le siège de nos émotions et pensées. Une idée révolutionnaire pour l'époque!

Au fil des siècles, avec l'avènement de la Renaissance, l'étude du système nerveux s'est progressivement affinée grâce à des pionniers tels que Léonard de Vinci, qui a produit des croquis détaillés du cerveau humain. Néanmoins, c'est au XVIIème siècle, avec les travaux de Thomas Willis, souvent surnommé le "père de la neurologie", que la discipline a vraiment pris son envol. Willis a non seulement identifié et nommé plusieurs structures cérébrales, mais a également posé les bases d'une approche clinique de l'examen neurologique.

L'ère moderne de la neurologie a vraiment commencé au XIXème siècle, une période d'effervescence scientifique où la technologie et la curiosité ont convergé pour révéler les secrets du cerveau. Des figures emblématiques comme Jean-Martin Charcot et Sir William Gowers ont non seulement défini de nombreuses maladies neurologiques que nous reconnaissons aujourd'hui, mais ont aussi jeté les bases des principes cliniques et diagnostiques de la neurologie moderne.

Avec le XXème siècle est venue une révolution dans la compréhension et le traitement des maladies neurologiques. La découverte de l'électroencéphalographie, l'introduction de l'imagerie par résonance magnétique (IRM) et les avancées en génétique ont tous ouvert des fenêtres inédites sur le fonctionnement et les dysfonctionnements du système nerveux.

Aujourd'hui, la neurologie est à la croisée des chemins entre la tradition et l'innovation. Elle se nourrit de son riche passé, tout en se tournant résolument vers l'avenir, avec des promesses de thérapies géniques, de neuroprothèses et d'autres avancées qui semblent tout droit sorties d'un roman de science-fiction.

Ainsi, la neurologie, loin d'être une discipline figée, est un domaine vivant et en constante évolution, reflétant la quête incessante de l'humanité pour comprendre l'organe le plus mystérieux et complexe de notre corps : le cerveau.

Les principales maladies neurologiques

La neurologie, tout en étant une branche spécialisée de la médecine, couvre un spectre impressionnant de maladies touchant le système nerveux. Ces affections, d'une diversité étonnante, sont aussi variées dans leurs symptômes que dans leurs origines. Les comprendre c'est, en un sens, chercher à décrypter les énigmes de notre cerveau et de notre système nerveux tout entier.

L'Accident Vasculaire Cérébral (AVC) est sans doute l'une des affections les plus connues. Il survient lorsque la circulation sanguine vers ou dans le cerveau est interrompue, privant ainsi les neurones d'oxygène et causant des dommages, parfois irréversibles. On distingue principalement l'AVC ischémique, causé par un caillot sanguin bloquant un vaisseau, de l'AVC hémorragique, provoqué par la rupture d'un vaisseau.

La maladie d'Alzheimer, cette forme dégénérative de démence, frappe de plein fouet la mémoire, le raisonnement et le comportement. Elle s'insinue lentement, érodant progressivement l'esprit et la personnalité des individus qui en souffrent. Elle est caractérisée par l'accumulation anormale de protéines dans le cerveau, formant des plaques et des enchevêtrements.

La sclérose en plaques est une maladie auto-immune où le système immunitaire attaque la gaine de myéline qui entoure les neurones, perturbant ainsi la transmission des signaux électriques. Elle évolue souvent par poussées, avec des périodes de rémission.

La maladie de Parkinson, une autre maladie neurodégénérative, affecte le mouvement. Elle est causée par la mort progressive de neurones producteurs de dopamine dans le cerveau. Les tremblements, la rigidité et la bradykinésie en sont les signes principaux.

L'épilepsie renvoie à une série de troubles caractérisés par des crises récurrentes. Ces crises proviennent d'une suractivité électrique soudaine dans le cerveau. Elles peuvent se manifester de manière diverse, allant de l'absence momentanée à des convulsions violentes.

La migraine, plus qu'un simple mal de tête, est un trouble neurologique chronique. Elle se manifeste par des crises de maux de tête intenses, souvent accompagnées de nausées, de vomissements et d'une sensibilité accrue à la lumière ou au bruit.

D'autres affections, comme **la neuropathie périphérique**, **la myasthénie**, ou encore **les tumeurs cérébrales**, montrent la diversité des maladies que la neurologie se doit de couvrir.
Ces maladies, chacune à sa manière, rappellent à quel point notre système nerveux est à la fois robuste et fragile. Elles soulignent aussi l'importance d'une recherche continue pour mieux les comprendre et, espérons-le, un jour, les vaincre définitivement.

L'importance de l'infirmier en neurologie

L'Infirmier en neurologie est un acteur central, souvent en première ligne face aux défis uniques posés par les affections du système nerveux. Sa rôle ne se résume pas à une série de tâches techniques, mais s'inscrit dans une dimension humaine et thérapeutique essentielle à la prise en charge des patients atteints de maladies neurologiques.

1. Surveillance clinique: Les patients neurologiques peuvent présenter des symptômes et signes cliniques subtils ou soudains, comme des changements de la fonction motrice, de la parole, de la cognition ou des sens. L'infirmier, grâce à sa formation et son expérience, est capable de détecter ces modifications, parfois imperceptibles pour un non-initié, et d'alerter l'équipe médicale en temps opportun.

2. Administration des traitements: Que ce soit pour administrer des médicaments anticonvulsivants, des traitements à action dopaminergique ou des injections intrathécales, l'infirmier joue un rôle crucial. Il assure non seulement la bonne administration du traitement, mais aussi le suivi des effets secondaires et de l'efficacité du traitement.

3. Éducation et soutien: La compréhension d'une maladie neurologique, de ses implications et de son traitement peut être une tâche ardue pour le patient et sa famille. L'infirmier sert de pont, offrant des explications claires, répondant aux questions et rassurant le patient.

4. Réadaptation: Dans des conditions telles que l'après-AVC ou après une chirurgie du cerveau, l'infirmier travaille en étroite collaboration avec des physiothérapeutes, des orthophonistes et d'autres professionnels de la rééducation pour s'assurer que le patient récupère au mieux de ses capacités.

5. Gestion de la douleur: De nombreuses affections neurologiques peuvent être douloureuses, qu'il s'agisse de douleurs neuropathiques ou de maux de tête chroniques. L'infirmier est essentiel dans l'évaluation de cette douleur et dans l'administration de traitements analgésiques adaptés.

6. Soutien émotionnel: La confrontation à une maladie neurologique peut être déstabilisante et anxiogène. L'infirmier offre un soutien émotionnel, écoutant le patient, le rassurant, et l'aidant à traverser cette période difficile.

7. Collaboration interdisciplinaire: En neurologie, la prise en charge du patient est souvent le fruit d'une collaboration entre divers spécialistes. L'infirmier facilite cette collaboration, assurant une communication fluide et efficace entre les différents intervenants.

L'infirmier en neurologie, par son expertise, sa compassion et son dévouement, est bien plus qu'un auxiliaire médical. Il est le gardien du bien-être du patient, l'artisan de sa guérison, et le témoin quotidien de la force et de la résilience humaine face à l'adversité neurologique. Sa valeur est inestimable, faisant de lui un pilier incontournable de la prise en charge neurologique.

Chapitre 2:
L'ENVIRONNEMENT
DU SERVICE DE NEUROLOGIE

Organisation et structure
d'un service de neurologie

Le service de neurologie est une entité complexe qui exige une coordination et une structuration rigoureuse pour répondre aux besoins spécifiques des patients atteints de troubles neurologiques. Chaque élément de cette organisation travaille de concert pour offrir une prise en charge holistique et multidimensionnelle.

1. Zones d'accueil et d'évaluation:
   - **Unité d'urgence neurologique:** Dédiée à la prise en charge des urgences, comme les AVC ou les crises épileptiques aiguës.
   - **Consultations externes:** Pour les patients nécessitant un suivi régulier sans hospitalisation.
2. Unités de soins spécialisées:
   - **Unité d'AVC:** Spécifiquement destinée aux patients ayant subi un AVC, avec un équipement et une équipe dédiés.
   - **Unité de neurologie générale:** Pour une gamme variée de maladies neurologiques.
   - **Unité de troubles du mouvement:** Axée sur des maladies comme la maladie de Parkinson.
   - **Unité de neuro-immunologie:** Pour les maladies telles que la sclérose en plaques.
3. Plateformes de diagnostic:
   - **Laboratoire de neurophysiologie:** Où sont effectués des EEG, des EMG et d'autres tests diagnostiques.

- **Imagerie médicale:** Offrant des IRM, des scanners et parfois des PET scans, essentiels pour le diagnostic de nombreuses pathologies neurologiques.

4. Services de rééducation et de réadaptation:

Focalisés sur la récupération fonctionnelle et la réadaptation des patients, ces services incluent la physiothérapie, l'orthophonie, la kinésithérapie, et bien d'autres.

5. Espaces de soutien et de bien-être:
- **Salles de repos:** Pour les patients et leurs familles.
- **Espaces de counseling:** Pour le soutien psychologique et la guidance.

6. L'équipe médicale:
- **Neurologues:** Les pilotes du service, spécialistes des maladies neurologiques.
- **Infirmiers en neurologie:** Dédiés au soin quotidien et à la surveillance des patients.
- **Techniciens de laboratoire:** Pour les diagnostics spécialisés.
- **Aides-soignants:** Fournissant des soins de base et du soutien.
- Ergothérapeutes, physiothérapeutes, et autres spécialistes de la réhabilitation: Essentiels pour la récupération fonctionnelle des patients.
- **Neuropsychologues:** Focalisés sur les aspects cognitifs et émotionnels des affections neurologiques.
- **Assistants sociaux:** Aident les patients et leurs familles à naviguer dans les défis non médicaux associés à la maladie.

7. Recherche et développement:

Dans les centres universitaires et certains hôpitaux, des unités de recherche sont dédiées à l'étude des maladies neurologiques, cherchant de nouveaux traitements et approches thérapeutiques.

La structure d'un service de neurologie est comme un orchestre bien accordé: chaque composant, chaque individu a son rôle spécifique, mais tous travaillent ensemble dans l'harmonie pour le bien-être et la guérison des patients. Leur objectif commun est de fournir une prise en charge complète, depuis le diagnostic initial jusqu'à la réhabilitation, garantissant ainsi le meilleur résultat possible pour chaque patient.

L'équipe médicale et paramédicale : rôles et interactions

Dans un service de neurologie, l'équipe médicale et paramédicale est un ensemble hétérogène de professionnels qui, bien que disposant de compétences différentes, œuvrent conjointement pour la prise en charge optimale des patients. Comprendre le rôle de chaque membre et la façon dont ils interagissent est essentiel pour appréhender la dynamique globale du service.

1. Neurologues:
   - **Rôle:** Ce sont les spécialistes des affections neurologiques. Ils évaluent, diagnostiquent, traitent et assurent le suivi des patients.
   - **Interactions:** Ils collaborent étroitement avec les infirmiers pour suivre l'évolution du patient, avec les techniciens de laboratoire pour interpréter les résultats des tests, et avec l'équipe de réhabilitation pour établir des plans de soins adaptés.
2. Infirmiers en neurologie:
   - **Rôle:** Ils sont responsables des soins quotidiens, de la surveillance clinique, de l'administration des traitements, et souvent de l'éducation du patient.
   - **Interactions:** Les infirmiers communiquent constamment avec les neurologues concernant l'état des patients. Ils travaillent aussi en synergie avec les aides-soignants et collaborent avec les spécialistes de la réhabilitation.

3. Techniciens de laboratoire:
- **Rôle:** Ils réalisent des tests diagnostiques comme l'EEG, l'EMG, etc.
- **Interactions:** Ils fournissent les résultats aux neurologues pour interprétation et collaborent avec les infirmiers lors de la réalisation des tests.

4. Aides-soignants:
- **Rôle:** Ils offrent des soins de base, aident à la mobilité des patients, à l'hygiène et à l'alimentation.
- **Interactions:** Ils travaillent sous la supervision des infirmiers et sont en contact fréquent avec les patients et leurs familles.

5. Ergothérapeutes, physiothérapeutes et kinésithérapeutes:
- **Rôle:** Ils aident à la rééducation et à la récupération fonctionnelle des patients, travaillant sur la mobilité, la force, la coordination, ou des compétences spécifiques.
- **Interactions:** Ils élaborent des plans de réhabilitation en collaboration avec les neurologues et les infirmiers, et fournissent des retours réguliers sur les progrès des patients.

6. Neuropsychologues:
- **Rôle:** Ils évaluent et traitent les troubles cognitifs, émotionnels et comportementaux associés aux affections neurologiques.
- **Interactions:** Ils partagent leurs observations avec l'équipe médicale et peuvent suggérer des interventions ou adaptations spécifiques.

7. Assistants sociaux:
- **Rôle:** Ils fournissent un soutien non médical, aidant les patients et leurs familles à gérer les aspects sociaux et financiers liés à la maladie.
- **Interactions:** Ils collaborent avec les infirmiers et les médecins pour s'assurer que les besoins holistiques du patient sont pris en compte.

8. Pharmaciens:
- **Rôle:** Ils conseillent sur la médication, ses effets secondaires, et surveillent les interactions médicamenteuses.
- **Interactions:** Ils travaillent en collaboration avec les neurologues pour optimiser le régime médicamenteux et informent les infirmiers sur l'administration des médicaments.

L'équilibre et l'efficacité de cette équipe reposent sur une communication fluide et une compréhension mutuelle des rôles et responsabilités de chacun. Chaque membre apporte sa pierre à l'édifice, et ensemble, ils garantissent une prise en charge complète et personnalisée pour chaque patient. Cette collaboration interprofessionnelle est la clé de la réussite du traitement en neurologie.

L'équipement spécialisé en neurologie

La neurologie, en tant que discipline médicale axée sur le diagnostic, le traitement et la recherche des maladies du système nerveux, nécessite un équipement spécialisé. Cet équipement permet d'obtenir des informations précises sur l'anatomie, la physiologie et la pathologie du système nerveux. Voici un aperçu de l'équipement clé utilisé dans ce domaine:

1. Imagerie médicale:
- **Tomographie par ordinateur (CT ou TDM):** Utilisée pour obtenir des images détaillées du cerveau et de la moelle épinière, elle est essentielle pour détecter des anomalies telles que des tumeurs, des saignements ou des lésions.
- **Imagerie par résonance magnétique (IRM):** Fournit des images de haute résolution des structures nerveuses et est particulièrement utile pour visualiser

des lésions ou des maladies démyélinisantes comme la sclérose en plaques.

- **Tomographie par émission de positons (TEP):** Utilisée en recherche et parfois en clinique, elle mesure l'activité métabolique du cerveau.

2. Équipement de neurophysiologie clinique:

- **Électroencéphalogramme (EEG):** Mesure l'activité électrique du cerveau, utile pour diagnostiquer et surveiller des affections comme l'épilepsie.
- **Électromyogramme (EMG):** Évalue l'activité électrique des muscles pour diagnostiquer des troubles neuromusculaires.
- **Potentiels évoqués:** Mesurent la réponse électrique du cerveau à des stimuli spécifiques, permettant d'évaluer la fonction de certaines voies nerveuses.

3. Matériel d'intervention:

- **Microscopes chirurgicaux:** Pour les chirurgies délicates du système nerveux.
- **Stimulateurs cérébraux profonds:** Utilisés pour traiter des affections comme la maladie de Parkinson.
- **Équipement pour thrombectomie:** Pour retirer les caillots sanguins lors d'un AVC.

4. Équipement de réhabilitation:

- **Tapis roulants avec soutien du poids:** Aident les patients à retrouver la mobilité après une lésion neurologique.
- **Robots de rééducation:** Utilisés pour la réhabilitation des membres après un AVC ou d'autres lésions du système nerveux.
- **Équipement d'orthophonie:** Pour la rééducation de la parole et de la déglutition.

5. Équipement de suivi et de soins:

- **Moniteurs de surveillance:** Pour surveiller en continu l'activité cérébrale de patients en unité de soins intensifs.
- **Pompes à médicaments programmables:** Pour administrer des médicaments directement dans le

liquide céphalorachidien ou d'autres régions du corps.

6. Outils de recherche:

- **Magnétoencéphalographie (MEG):** Mesure l'activité magnétique du cerveau, utile pour localiser précisément l'origine de l'activité cérébrale.
- **Équipement de réalité virtuelle:** Pour étudier la cognition et la perception dans un environnement contrôlé.

Chaque pièce d'équipement en neurologie, qu'elle soit destinée au diagnostic, au traitement ou à la recherche, joue un rôle essentiel pour approfondir notre compréhension du système nerveux et améliorer la qualité de vie des patients. La technologie continue d'évoluer, offrant des possibilités toujours plus sophistiquées pour étudier et traiter les maladies neurologiques.

Chapitre 3:
LES COMPÉTENCES FONDAMENTALES DE L'INFIRMIER EN NEUROLOGIE

L'évaluation neurologique : signes et symptômes

L'évaluation neurologique est une démarche systématique destinée à identifier et à interpréter les signes et symptômes liés aux troubles du système nerveux. Elle est cruciale pour établir un diagnostic précis et planifier une prise en charge appropriée. Les signes sont des anomalies détectées lors de l'examen physique, tandis que les symptômes sont les sensations et les problèmes rapportés par le patient.

1. Interrogatoire clinique:
Il s'agit de la première étape de l'évaluation où le patient (ou un proche) décrit ses antécédents médicaux, ses symptômes actuels, leurs débuts, leur durée, leur évolution et tout autre facteur pertinent.
- **Symptômes courants:** Céphalées, vertiges, troubles de la vision, faiblesse, engourdissements, tremblements, troubles de l'équilibre, difficultés à parler ou à avaler, troubles de la mémoire ou du comportement.

2. Examen physique et neurologique:
- **Évaluation mentale:** Tester l'orientation, la mémoire, l'attention, le calcul, et le raisonnement.
- **Fonctions crâniennes:** Examiner les pupilles, les mouvements oculaires, l'audition, la force et la sensation du visage, le goût, la déglutition et les expressions faciales.

24

- **Force musculaire:** Vérifier la force dans les différents groupes musculaires des membres.
- **Sensation:** Tester la sensation tactile, la douleur, la température, la vibration et la proprioception.
- **Réflexes:** Tester les réflexes tendineux profonds, superficiels et plantaires.
- **Coordination:** Évaluer la capacité à réaliser des mouvements rapides alternés et des tests de pointage-pointage.
- **Marche:** Observer la démarche du patient, sa posture, et sa capacité à marcher sur les talons et sur les orteils, tourner rapidement, etc.

3. Signes et symptômes spécifiques:
- **Hémiparésie:** Faiblesse d'un côté du corps.
- **Aphasie:** Difficulté à parler ou à comprendre le langage.
- **Ataxie:** Manque de coordination des mouvements.
- **Dysarthrie:** Difficulté à articuler les mots.
- **Dysphagie:** Difficulté à avaler.
- **Nystagmus:** Mouvements oculaires involontaires et rythmiques.

4. Tests spécialisés:

Ces tests sont effectués en fonction des symptômes du patient et peuvent inclure des analyses sanguines, des études d'imagerie (comme l'IRM ou le CT), un EEG, un EMG, et d'autres examens diagnostiques pour affiner le diagnostic.

5. Évaluation des systèmes associés:

Il peut être nécessaire d'examiner d'autres systèmes du corps qui peuvent influencer ou être influencés par des troubles neurologiques, comme le système cardiovasculaire, musculo-squelettique, ou endocrinien.

L'évaluation neurologique est une combinaison d'art médical et de science. Elle nécessite une approche méthodique, une observation attentive et une écoute active. Les symptômes neurologiques peuvent souvent être subtils et varier considérablement d'un patient à l'autre. Une évaluation minutieuse permet d'établir un diagnostic précis, de guider les interventions thérapeutiques et d'évaluer la réponse au traitement.

Techniques de soins spécifiques en neurologie

La prise en charge des patients atteints de troubles neurologiques est un défi unique qui requiert des compétences spécialisées. Les infirmiers en neurologie utilisent une gamme de techniques pour assurer des soins optimaux à ces patients. Examinons de plus près ces techniques spécialisées:

1. Évaluation neurologique continue:
Les infirmiers doivent être formés à effectuer des examens neurologiques ciblés, évaluant régulièrement le niveau de conscience, la motricité, la sensation, les réflexes et la fonction des nerfs crâniens.

2. Gestion de l'intracrânien:
- **Surveillance de la pression intracrânienne (PIC):** Implique l'utilisation de dispositifs spécialisés pour mesurer la PIC chez les patients à risque.
- **Techniques pour réduire la PIC:** Positionnement, médicaments (comme les mannitols), hyperventilation contrôlée, et parfois interventions chirurgicales.

3. Prise en charge des crises:
- **Surveillance continue avec EEG:** Permet de détecter et de traiter rapidement les crises.
- **Administration de médicaments antiépileptiques:** Assurer des doses appropriées et surveiller les effets secondaires.

4. Gestion de la mobilité:
- **Thérapies de rééducation:** Impliquent la physiothérapie et l'ergothérapie pour aider à récupérer la fonction après une lésion neurologique.
- **Prévention des complications de l'immobilité:** Comme les escarres, la pneumonie d'aspiration, et les thromboses veineuses profondes.

5. Soins des voies respiratoires:

Chez les patients atteints de troubles neurologiques, il est crucial de maintenir les voies respiratoires ouvertes et de surveiller la fonction respiratoire, notamment chez ceux qui sont intubés ou qui présentent des troubles de la déglutition.

6. Gestion de la nutrition:
- **Évaluation de la capacité de déglutition:** Avant de donner des aliments ou des liquides.
- **Utilisation de techniques d'alimentation spécialisées:** Comme les sondes d'alimentation ou la nutrition parentérale, pour ceux qui ne peuvent pas avaler.

7. Communication adaptée:

Travailler avec des patients qui ont des déficits de la parole ou cognitifs nécessite l'utilisation de méthodes de communication non verbale, d'aides à la communication ou de techniques de validation.

8. Éducation du patient et de la famille:

Informer le patient et sa famille sur la maladie, le pronostic, les traitements, et les techniques d'auto-soin est essentiel. Cela peut inclure des démonstrations, des discussions, et des supports écrits.

9. Gestion de la douleur et du confort:
- **Évaluation régulière de la douleur:** Utiliser des échelles de douleur adaptées.
- **Administration de médicaments analgésiques:** Selon les besoins et en surveillant les effets secondaires.

- **Techniques non pharmacologiques:** Comme la relaxation, la distraction, ou la physiothérapie.

10. Prévention des complications secondaires:

Les soins proactifs pour prévenir les infections, les complications cardiovasculaires, les troubles métaboliques, et d'autres complications associées à l'hospitalisation ou à la maladie elle-même.

La neurologie est un domaine complexe qui demande une attention constante et une formation spécialisée pour fournir des soins de qualité. Les infirmiers en neurologie jouent un rôle pivot dans la prise en charge des patients, utilisant une combinaison de compétences cliniques, d'observation, et de communication pour optimiser les résultats pour leurs patients.

La gestion de la douleur et du confort

La gestion de la douleur est au cœur de la pratique infirmière en neurologie. La douleur neurologique, ou neuropathique, est une douleur complexe qui résulte d'une lésion ou d'une maladie affectant le système nerveux somatosensoriel. Elle diffère de la douleur nociceptive qui est provoquée par un traumatisme tissulaire. La prise en charge adéquate de cette douleur peut améliorer significativement la qualité de vie du patient.

1. Comprendre la douleur neurologique:
- **Caractéristiques:** La douleur neuropathique est souvent décrite comme brûlante, lancinante, ou comme des décharges électriques. Elle peut être continue ou paroxystique.
- **Origines courantes:** Neuropathies diabétiques, névralgie post-zostérienne, douleurs post-AVC, neuropathies associées au VIH, sclérose en plaques, lésions de la moelle épinière.

2. Évaluation de la douleur:
   - **Outils d'évaluation:** Utiliser des échelles de douleur standardisées, comme l'échelle visuelle analogique (EVA) ou l'échelle d'intensité numérique.
   - **Évaluation holistique:** Tenir compte des facteurs émotionnels, sociaux et psychologiques qui peuvent influencer la perception de la douleur par le patient.
3. Approches pharmacologiques:
   - **Antidépresseurs tricycliques (ATC):** Comme l'amitriptyline, qui a montré des effets analgésiques dans certaines neuropathies.
   - **Anticonvulsivants:** Comme la gabapentine et le prégabaline, qui sont efficaces contre plusieurs formes de douleurs neuropathiques.
   - **Analgésiques:** Les opioïdes peuvent être utilisés, mais avec prudence en raison des risques d'effets secondaires et de dépendance.
   - **Patchs à la lidocaïne:** Peuvent être utilisés localement pour des douleurs localisées.
4. Techniques non pharmacologiques:
   - **Stimulation électrique nerveuse transcutanée (TENS):** Un dispositif qui délivre de petits courants électriques à la peau pour soulager la douleur.
   - **Thérapies cognitivo-comportementales:** Pour aider à gérer les composantes psychologiques de la douleur.
   - **Relaxation et biofeedback:** Pour aider à détendre le corps et à réduire la tension musculaire qui peut amplifier la douleur.
   - **Acupuncture:** Certains patients trouvent un soulagement grâce à cette technique millénaire.
5. Gestion du confort:
   - **Positionnement:** Assurer une posture confortable pour réduire la tension et la pression.
   - **Massage:** Peut aider à détendre les muscles et à améliorer la circulation.

- **Chaleur et froid:** Selon le type de douleur, des compresses chaudes ou froides peuvent être bénéfiques.
- **Environnement:** Maintenir un environnement calme, avec une lumière douce et une température ambiante pour aider à la relaxation.

6. Éducation du patient:
- **Comprendre la douleur:** Aider le patient à comprendre la nature de sa douleur.
- **Stratégies d'auto-gestion:** Inclure des techniques de relaxation, des modifications du mode de vie, et des recommandations pour l'activité physique.
- **Effets secondaires des médicaments:** Éduquer sur les potentiels effets secondaires et l'importance de la communication pour adapter le traitement.

La douleur neurologique peut être difficile à traiter et à gérer. Une approche multimodale, combinant des traitements pharmacologiques et non pharmacologiques, est souvent nécessaire. Le rôle de l'infirmier est essentiel pour évaluer, traiter et éduquer les patients, afin d'assurer un soulagement optimal et d'améliorer leur qualité de vie.

Communication avec un patient neurologique

La communication est un élément essentiel dans le domaine des soins, et peut s'avérer particulièrement complexe lorsqu'on travaille avec des patients atteints de troubles neurologiques. Ces patients peuvent présenter des déficits cognitifs, de la parole ou de la compréhension, rendant la communication traditionnelle difficile. L'art de communiquer efficacement avec eux nécessite une compréhension profonde, de la patience, et des stratégies adaptées.

1. Comprendre les défis spécifiques:
   - **Aphasie:** Une perturbation de la capacité à parler ou à comprendre le langage.
   - **Dysarthrie:** Une difficulté à articuler les mots due à des troubles musculaires.
   - **Cognitif:** Perturbations de la mémoire, de l'attention ou de la prise de décision.
   - **Sensoriel:** Problèmes d'audition ou de vision qui entravent la communication.
2. Méthodes verbales:
   - **Parler lentement:** Donner au patient le temps de traiter l'information.
   - **Utiliser un langage simple:** Éviter le jargon médical et privilégier des phrases courtes.
   - **Répétition:** Répéter les informations essentielles pour assurer la compréhension.
   - **Questions fermées:** Utiliser des questions nécessitant une réponse par "oui" ou "non" peut être plus facile pour certains patients.
3. Méthodes non verbales:
   - **Gestes:** Utiliser des gestes simples pour compléter ou remplacer les mots.
   - **Communication picturale:** Utiliser des images, des pictogrammes ou des dessins pour faciliter la compréhension.
   - **Lecture labiale:** Pour les patients qui peuvent lire sur les lèvres, s'assurer de faire face au patient lors de la parole.
   - **Écriture:** Fournir un tableau ou une tablette pour que le patient puisse écrire.
4. Outils technologiques:
   - **Applications de communication:** Des applications spécialement conçues pour faciliter la communication avec des patients ayant des déficits de la parole.
   - **Tablettes ou ordinateurs:** Avec des logiciels adaptés pour aider à la communication.

5. Adopter une attitude d'écoute active:
- **Patience:** Donner au patient le temps de répondre ou de s'exprimer.
- **Feedback non verbal:** Utiliser le contact visuel, les hochements de tête, et les expressions faciales pour montrer que vous écoutez et comprenez.
- **Clarification:** Si vous ne comprenez pas, demandez poliment au patient de répéter ou d'expliquer autrement.

6. Impliquer les aidants naturels:
- **Interprétation:** Les membres de la famille ou les aidants peuvent souvent aider à interpréter ou à expliquer les besoins du patient.
- **Histoire médicale:** Ils peuvent fournir des informations essentielles que le patient ne peut pas communiquer.

7. Environnement propice:
- **Réduire le bruit:** Un environnement calme facilite la concentration et la compréhension.
- **Éclairage adéquat:** Assurer une bonne lumière pour la lecture labiale ou l'utilisation de méthodes visuelles.

8. Éducation et formation:
- **S'auto-former:** Comprendre les spécificités des troubles neurologiques permet d'adapter sa communication.
- **Formation continue:** Participer à des formations ou ateliers spécialisés sur la communication avec les patients neurologiques.

La communication avec un patient neurologique peut exiger une approche différente, mais elle demeure un élément crucial des soins. En établissant une communication efficace, l'infirmier peut mieux comprendre les besoins du patient, instaurer un climat de confiance, et offrir des soins adaptés et humanisés.

Chapitre 4:
PRISE EN CHARGE
DES PRINCIPALES PATHOLOGIES
NEUROLOGIQUES

Accident vasculaire cérébral (AVC)

• Types et symptômes

Un accident vasculaire cérébral (AVC), couramment appelé "attaque cérébrale", est une urgence médicale résultant de l'interruption du flux sanguin vers une partie du cerveau. Cette perturbation peut être due à un blocage (ischémie) ou à une hémorragie. Les AVC sont des événements graves qui peuvent entraîner des séquelles durables ou même la mort.

1. AVC ischémique:
- **Thrombotique:** Dû à la formation d'un caillot sanguin (thrombus) dans une des artères alimentant le cerveau.
- **Embolique:** Un caillot ou un autre débris circulant dans le sang (embolus) obstrue une artère cérébrale. Ces caillots peuvent se former ailleurs dans le corps, souvent dans le cœur.

Symptômes:
- Paralysie ou faiblesse soudaine du visage, du bras ou de la jambe, généralement d'un côté du corps.
- Troubles de la parole ou de la compréhension.
- Perte soudaine de la vision, en particulier dans un œil ou d'un côté du champ visuel.
- Difficulté à marcher, étourdissements, perte d'équilibre ou de coordination.
- Maux de tête soudains et sévères sans cause connue.

2. AVC hémorragique:

- **Intracérébral:** Lorsque les vaisseaux sanguins du cerveau éclatent, provoquant une hémorragie dans le tissu cérébral environnant.
- **Sous-arachnoïdien:** Hémorragie dans l'espace entre le cerveau et les membranes qui l'entourent.

Symptômes:

- Maux de tête soudains et intenses, souvent décrits comme les "pires maux de tête" de la vie du patient.
- Nausées et vomissements.
- Vision floue ou double.
- Sensibilité à la lumière.
- Perte de conscience ou confusion.
- Raideur de la nuque.

3. Accident ischémique transitoire (AIT):

- Souvent appelé "mini-AVC", il est causé par une interruption temporaire du flux sanguin vers une partie du cerveau. L'AIT peut durer quelques minutes à plusieurs heures, mais ne laisse généralement pas de séquelles durables.

Symptômes:

- Ils sont similaires à ceux d'un AVC ischémique, mais sont temporaires.
- Faiblesse ou engourdissement soudain du visage, du bras, ou de la jambe.
- Confusion soudaine, difficulté à parler ou à comprendre.
- Problèmes soudains avec la vue ou la marche.
- Vertiges soudains ou perte d'équilibre.

Lorsqu'une personne présente des symptômes d'AVC, il est essentiel d'agir rapidement. La rapidité d'intervention peut faire la différence entre un rétablissement complet et des séquelles durables, voire fatales. La règle de mémorisation "FAST" (Face, Arms, Speech, Time) peut aider à reconnaître et réagir face à un AVC : asymétrie du

Visage (Face), faiblesse d'un **Bras** (Arm), trouble de la **Parole** (Speech), et **Temps** d'appeler les secours (Time).

• Prise en charge infirmière

La prise en charge des patients victimes d'un AVC est un processus complexe qui nécessite une approche multidisciplinaire. Les infirmiers jouent un rôle essentiel à chaque étape de ce processus, depuis l'accueil du patient à l'hôpital jusqu'à son retour à domicile ou son transfert vers une structure de rééducation. Voici un aperçu des principales responsabilités et interventions infirmières dans la prise en charge des patients victimes d'un AVC :

1. Évaluation initiale:
   • Surveillance des signes vitaux et stabilisation.
   • Évaluation neurologique rapide : score de Glasgow, réflexes pupillaires, force musculaire, etc.
   • Collecte des antécédents médicaux et de toute médication, en particulier des anticoagulants.
2. Surveillance continue:
   • Surveillance régulière des signes neurologiques pour détecter toute détérioration ou amélioration.
   • Suivi des paramètres vitaux : tension artérielle, fréquence cardiaque, saturation en oxygène.
   • Contrôle des résultats des examens (scanner cérébral, analyses sanguines).
3. Gestion des voies respiratoires:
   • Assurer la perméabilité des voies respiratoires.
   • Administration d'oxygène si nécessaire.
   • Surveillance de la saturation en oxygène et des éventuels signes de détresse respiratoire.
4. Gestion de la nutrition et de l'hydratation:
   • Évaluation de la déglutition avant tout apport oral pour éviter les fausses routes.
   • Mise en place d'une sonde nasogastrique si nécessaire.

- Surveillance de l'apport et de la sortie des liquides, maintien de l'hydratation.

5. Mobilisation et prévention des complications:
   - Changements de position réguliers pour prévenir les escarres.
   - Mobilisation précoce avec l'aide de kinésithérapeutes pour réduire l'immobilité.
   - Gestion de la continence : mise en place de protections ou de sondes urinaires.

6. Gestion de la douleur:
   - Évaluation régulière de la douleur en utilisant des échelles appropriées.
   - Administration d'antalgiques selon prescription.

7. Éducation et soutien:
   - Informer le patient et sa famille sur la nature de l'AVC, ses séquelles et le pronostic.
   - Fournir des ressources pour la rééducation et le soutien à domicile.
   - Encourager la participation active du patient à sa rééducation.

8. Préparation à la sortie:
   - Planification du retour à domicile ou transfert vers un centre de rééducation.
   - Coordination avec les autres professionnels de santé : kinésithérapeutes, orthophonistes, ergothérapeutes.
   - Assurer la continuité des soins en fournissant des recommandations et en planifiant des visites de suivi.

La prise en charge infirmière des patients ayant subi un AVC nécessite une approche holistique, centrée sur le patient. Les interventions infirmières visent à réduire les complications, à favoriser le rétablissement et à soutenir le patient et sa famille pendant cette période difficile. La compétence, l'empathie et le dévouement des infirmiers sont essentiels pour assurer des soins optimaux à ces patients.

Épilepsie

• Comprendre l'épilepsie

L'épilepsie est une affection neurologique caractérisée par une prédisposition à générer des crises épileptiques récurrentes. Ces crises résultent d'une activité électrique anormale et excessive dans le cerveau. Bien que l'épilepsie soit une des plus anciennes conditions médicales connues, de nombreux mythes et malentendus persistent à son sujet. Approfondissons notre compréhension.

1. Qu'est-ce qu'une crise épileptique?
Une crise épileptique se produit lorsque l'activité électrique normale du cerveau est soudainement perturbée. Cela peut provoquer des changements dans le comportement, les sensations, les mouvements et la conscience.

2. Classification des crises:
- **Crises focales (ou partielles):** Elles commencent dans une région spécifique du cerveau. Elles peuvent être simples (sans perte de conscience) ou complexes (avec altération de la conscience).
- **Crises généralisées:** Elles affectent les deux hémisphères du cerveau dès le début. Elles incluent les types suivants: absence, myoclonique, tonique, atonique, clonique et tonico-clonique.

3. Causes de l'épilepsie:
- **Origine génétique:** Des mutations génétiques spécifiques peuvent rendre une personne plus susceptible aux crises.
- **Lésions cérébrales:** Traumatismes, accidents vasculaires cérébraux ou infections du cerveau (comme la méningite).
- **Malformations cérébrales congénitales:** Anomalies du développement du cerveau avant la naissance.
- Troubles métaboliques ou immunologiques pouvant affecter le cerveau.

- **Facteurs inconnus:** Dans de nombreux cas, la cause exacte reste indéterminée.

4. Diagnostiquer l'épilepsie:

Le diagnostic repose sur une combinaison d'analyses, notamment l'anamnèse clinique, l'EEG (électroencéphalogramme) et parfois l'imagerie cérébrale (IRM ou TDM).

5. Traitement:

- **Médicaments antiépileptiques (MAE):** Ils sont la pierre angulaire du traitement. Leur but est de prévenir les crises.
- **Chirurgie:** Indiquée pour certaines personnes dont les crises ne sont pas contrôlées par les médicaments et qui présentent une zone localisée du cerveau comme origine des crises.
- **Régimes:** Le régime cétogène, riche en graisses et pauvre en glucides, a montré des effets bénéfiques chez certains patients.
- **Stimulation du nerf vague:** Une approche qui utilise un dispositif implanté pour envoyer des signaux électriques au cerveau.

6. Vivre avec l'épilepsie:

- Les défis varient d'une personne à l'autre, mais ils peuvent inclure la gestion des effets secondaires des médicaments, les restrictions de certaines activités et les préoccupations concernant la stigmatisation sociale.
- La sensibilisation et l'éducation sont essentielles pour aider les personnes épileptiques à mener une vie pleine et active.

7. Démystification et sensibilisation:

- L'épilepsie n'est pas contagieuse.
- Une crise épileptique n'est pas toujours spectaculaire avec des convulsions; elle peut se manifester par une simple absence.

- Les personnes atteintes d'épilepsie peuvent mener une vie normale avec un traitement adéquat et un soutien approprié.

Comprendre l'épilepsie est crucial non seulement pour les personnes atteintes et leurs familles, mais aussi pour la société dans son ensemble. Une meilleure connaissance de la condition peut favoriser l'empathie, la sensibilisation et un meilleur soutien pour ceux qui vivent avec l'épilepsie.

· Gestion des crises

La gestion des crises épileptiques est essentielle pour assurer la sécurité du patient, minimiser les blessures potentielles et fournir un soutien approprié. Elle nécessite une compréhension claire de ce à quoi s'attendre pendant une crise et des mesures à prendre.

1. Reconnaissance de la crise:
   - Comprendre les signes avant-coureurs ou les "auras" que certaines personnes peuvent ressentir.
   - Identifier les différents types de crises pour intervenir de manière appropriée.
2. Priorité à la sécurité:
   - Éloignez le patient de tout danger potentiel (objets tranchants, coins durs, escaliers).
   - Placez le patient en position latérale de sécurité pour éviter l'aspiration des sécrétions et faciliter la respiration.
   - Protégez la tête avec un coussin ou une veste pour éviter les traumatismes.
   - Ne tentez pas de retenir le patient ou de limiter ses mouvements.
   - N'insérez rien dans la bouche du patient.
3. Surveillance:
   - Notez la durée de la crise. Si une crise dure plus de 5 minutes ou si une deuxième crise survient

immédiatement après la première, une assistance médicale d'urgence est nécessaire.
- Observez les caractéristiques de la crise pour informer le personnel médical : type de mouvements, durée, perte de conscience, morsures de la langue, etc.

4. Après la crise:
- Gardez le patient en position latérale de sécurité jusqu'à ce qu'il récupère.
- Soyez rassurant et calme lorsque la personne revient à elle; elle peut être désorientée ou confuse.
- Évitez de donner à boire ou à manger avant que la personne soit complètement rétablie.
- Informez le patient de ce qui s'est passé de manière claire et simple.

5. Préparation:
- Si vous êtes régulièrement en contact avec une personne épileptique, ayez toujours à portée de main un plan d'intervention en cas de crise.
- Soyez informé des médicaments d'urgence que la personne pourrait nécessiter.

6. Éducation:
- Assurez-vous que les membres de la famille, les enseignants, les collègues et les amis de la personne épileptique connaissent les premiers secours en cas de crise.
- Demandez à la personne épileptique ou à sa famille s'il y a des mesures spécifiques à prendre pour elle.

7. Quand consulter immédiatement:
- Si la crise dure plus de 5 minutes.
- Si une autre crise commence peu après la première.
- Si la personne ne reprend pas conscience après la crise.
- Si la personne se blesse pendant la crise.
- Si la personne présente une difficulté respiratoire persistante après la crise.

La gestion des crises épileptiques requiert du calme, une prise de décision rapide et une attention bienveillante. Avec la connaissance et la préparation appropriées, les risques associés à une crise épileptique peuvent être considérablement réduits, garantissant ainsi la sécurité et le bien-être du patient.

Maladies dégénératives (ex. Parkinson, Alzheimer)

• Caractéristiques et défis

Les maladies dégénératives sont caractérisées par une détérioration progressive des structures ou des fonctions des cellules, des tissus ou des organes. Ces pathologies, qui touchent principalement le système nerveux, représentent un défi majeur pour les patients, leurs familles et les professionnels de santé.

1. Caractéristiques des maladies dégénératives:
   - **Progression lente mais constante:** Bien que le rythme de progression varie d'une maladie à l'autre, la détérioration est généralement inexorable.
   - **Atteinte neurologique:** Ces maladies affectent souvent le système nerveux, ce qui peut entraîner des symptômes moteurs, cognitifs, sensoriels ou comportementaux.
   - **Origine multifactorielle:** Elles peuvent résulter de combinaisons de facteurs génétiques, environnementaux et métaboliques.
2. Exemples de maladies dégénératives:
   - **Maladie d'Alzheimer:** Caractérisée par une perte progressive de la mémoire et d'autres fonctions cognitives.

- **Maladie de Parkinson:** Se manifeste principalement par des tremblements, une rigidité musculaire et une bradykinésie.
- **Sclérose latérale amyotrophique (SLA):** Une maladie qui affecte les neurones moteurs, conduisant à une paralysie progressive.

3. Défis posés par les maladies dégénératives:
- **Diagnostic précoce:** Beaucoup de ces maladies n'ont pas de signes spécifiques au début, ce qui rend le diagnostic précoce difficile.
- **Traitement:** À ce jour, il n'existe souvent pas de remède curatif pour ces maladies, mais plutôt des traitements symptomatiques.
- **Charge émotionnelle:** La progression inéluctable de la maladie peut être dévastatrice pour les patients et leurs proches.
- **Besoins en soins:** Avec la progression de la maladie, le patient peut nécessiter une assistance accrue, allant des aides à domicile à l'admission dans des établissements spécialisés.
- **Coût économique:** Le coût des soins et des traitements peut être élevé, mettant à rude épreuve les systèmes de santé et les familles.
- **Recherche:** Bien qu'il y ait eu des avancées, la recherche sur ces maladies est complexe, nécessitant des ressources et des collaborations multidisciplinaires.
- **Sensibilisation:** Il y a un besoin constant d'éduquer le public et les professionnels de santé sur ces maladies, leurs symptômes, et les meilleures pratiques de prise en charge.

4. Prise en charge globale:
- **Approche multidisciplinaire:** La prise en charge optimale des patients nécessite souvent l'intervention de neurologues, physiothérapeutes, orthophonistes, travailleurs sociaux, entre autres.

- **Soutien psychologique:** L'accompagnement psychologique est essentiel pour le patient et sa famille, face aux défis émotionnels que ces maladies imposent.
- **Réadaptation:** Les programmes de réadaptation peuvent aider à maintenir l'autonomie du patient le plus longtemps possible.

Les maladies dégénératives, avec leur progression inexorable et leur impact profond sur la vie quotidienne, représentent un défi colossal. Toutefois, grâce à l'innovation médicale, la recherche et une prise en charge multidisciplinaire, des améliorations significatives dans la qualité de vie des patients sont possibles.

• Soutien et soins spécifiques

Les patients atteints de maladies dégénératives requièrent une attention particulière et des soins adaptés à leur condition. La nature progressive de ces maladies nécessite une approche proactive, combinant soins médicaux, réhabilitation et soutien psychosocial.

1. Évaluation complète:
   - **Évaluation médicale:** Pour déterminer le stade de la maladie, identifier d'éventuelles complications et adapter le traitement.
   - **Évaluation fonctionnelle:** Pour évaluer les capacités et limitations du patient dans les activités de la vie quotidienne.
   - **Évaluation psychologique:** Pour identifier des symptômes tels que la dépression, l'anxiété ou d'autres troubles de l'humeur.
2. Interventions thérapeutiques:
   - **Médication:** Les médicaments peuvent aider à gérer certains symptômes, bien que leur efficacité varie d'une personne à l'autre.

- **Thérapie physique:** Pour maintenir la mobilité, renforcer les muscles et prévenir les contractures.
- **Thérapie occupationnelle:** Pour aider les patients à adapter leurs activités quotidiennes et à conserver leur autonomie le plus longtemps possible.
- **Orthophonie:** En particulier pour les patients ayant des troubles de la parole ou de la déglutition.

3. Soutien psychosocial:
- **Thérapie individuelle:** Pour aider le patient à gérer le stress, l'anxiété et les émotions liées à la maladie.
- **Groupes de soutien:** Ils offrent un espace où les patients et leurs familles peuvent partager leurs expériences et obtenir du soutien mutuel.
- **Conseil familial:** Pour aider les proches à comprendre la maladie, à gérer le stress associé et à fournir les meilleurs soins possibles.

4. Adaptations du domicile:
- **Aides techniques:** Comme les fauteuils roulants, les lits médicalisés, les barres d'appui et autres dispositifs pour faciliter la mobilité.
- **Modifications du domicile:** Rendre la maison accessible, comme l'installation de rampes, l'élargissement des portes ou la modification des salles de bains.

5. Soutien à la communication:
- **Dispositifs d'assistance:** Pour les patients ayant des difficultés à parler, comme les synthétiseurs vocaux.
- **Thérapie de communication:** Pour développer des stratégies et des compétences pour compenser la perte de fonctions verbales.

6. Planification à long terme:
- **Soins palliatifs:** Pour gérer la douleur et autres symptômes inconfortables, ainsi que pour fournir un soutien émotionnel et spirituel.
- **Directives anticipées:** Encourager les patients à exprimer leurs souhaits concernant les soins futurs, la réanimation ou d'autres interventions médicales.

7. Éducation et formation:
- **Pour les patients:** Les aider à comprendre leur maladie, les traitements disponibles et comment gérer les symptômes.
- **Pour les familles et les soignants:** Fournir des outils et des stratégies pour s'occuper efficacement du patient tout en préservant leur propre bien-être.

La prise en charge des patients atteints de maladies dégénératives exige une approche holistique qui va au-delà du simple traitement médical. Elle nécessite une collaboration étroite entre les patients, leurs familles, les professionnels de santé et d'autres intervenants pour assurer une qualité de vie optimale malgré la progression de la maladie.

Chapitre 5:
SITUATIONS D'URGENCE EN NEUROLOGIE

Reconnaître une urgence neurologique

L'un des aspects fondamentaux du rôle de l'infirmier en neurologie est la capacité à identifier rapidement une urgence neurologique. Ces urgences, si elles ne sont pas traitées immédiatement, peuvent entraîner des dommages permanents au cerveau ou à d'autres parties du système nerveux. Voici les signes, symptômes et conditions qui exigent une intervention immédiate:

1. Signes d'un accident vasculaire cérébral (AVC):
Connu sous l'acronyme "FAST" :
- **F (Face)** : Asymétrie du visage, par exemple, si un côté du visage s'affaisse lorsqu'on demande à la personne de sourire.
- **A (Arms)** : Faiblesse ou engourdissement d'un bras. Si l'un des bras descend lorsqu'on demande à la personne de lever les deux bras, c'est un signe d'alerte.
- **S (Speech)** : Difficulté à parler ou discours inintelligible.
- **T (Time)** : Il est crucial d'agir rapidement en cas de suspicion d'AVC.

2. Crise épileptique prolongée:
Toute crise qui dure plus de 5 minutes ou des crises consécutives sans reprise de conscience entre elles.

3. Traumatisme crânien:
Surtout s'il est associé à une perte de conscience, à des vomissements, à des maux de tête intenses ou à un changement de comportement.

4. Augmentation soudaine ou sévère de la pression intracrânienne:
Symptômes comme des maux de tête intenses, nausées, vomissements, diminution de la conscience ou un changement dans la taille ou la réactivité des pupilles.

5. Méningite:
Symptômes tels que la fièvre, raideur de la nuque, photophobie (sensibilité à la lumière), maux de tête **intenses, et parfois des éruptions cutanées.**

6. Syndrome de Guillain-Barré:
Paralysie ascendante qui commence généralement aux pieds et aux jambes et remonte vers le haut du corps, associée à des engourdissements ou des faiblesses.

7. Compression de la moelle épinière:
Peut se manifester par une faiblesse soudaine, une paralysie, une perte de sensation ou des problèmes de vessie ou d'intestin.

8. Troubles de la vision:
Perte soudaine de la vision, vision double, ou douleur oculaire intense peuvent indiquer des conditions comme une névrite optique ou un glaucome aigu.

9. Forte migraine:
Surtout si elle diffère des épisodes précédents ou est accompagnée de symptômes neurologiques focaux.

10. Altération soudaine de la conscience:
Cela peut être dû à une variété de causes, de l'hypoglycémie (faible taux de sucre dans le sang) à une tumeur cérébrale.

Chaque seconde compte en neurologie. Si un patient présente l'un des symptômes ou signes mentionnés ci-dessus, il est essentiel d'obtenir des soins médicaux immédiats. Les infirmiers en neurologie sont souvent les premiers à reconnaître ces signes et à initier une intervention rapide, jouant ainsi un rôle vital dans la limitation des dommages potentiels et la maximisation des résultats pour le patient.

L'intervention infirmière en situation d'urgence

Les urgences neurologiques peuvent se présenter à tout moment et requièrent une intervention rapide, structurée et coordonnée de la part des professionnels de santé, dont l'infirmier. Ces situations délicates exigent non seulement des compétences cliniques mais aussi une capacité à gérer le stress et à communiquer efficacement avec l'équipe médicale et la famille du patient. Voici une vue d'ensemble de l'intervention infirmière en situation d'urgence neurologique:

1. Évaluation initiale:
   - **ABC (Airway, Breathing, Circulation)** : Assurer que les voies respiratoires sont dégagées, vérifier la respiration et la circulation.
   - **Mesure des signes vitaux:** Fréquence cardiaque, tension artérielle, fréquence respiratoire, saturation en oxygène.
   - **Niveau de conscience:** Utilisation de l'échelle de Glasgow pour évaluer le niveau de conscience.
   - **Examen neurologique rapide:** Réactivité des pupilles, mouvements des membres, réponses aux stimuli.
2. Alerte et communication:
   - Informer immédiatement le médecin ou l'équipe d'urgence de l'état du patient.
   - Utiliser des méthodes de communication efficaces comme la méthode SBAR (Situation, Background, Assessment, Recommendation) pour transmettre des informations claires et précises.
3. Stabilisation du patient:
   - Positionner le patient de manière sécuritaire, par exemple en décubitus latéral en cas de crise épileptique.

- Assurer une oxygénation adéquate, notamment avec l'administration d'oxygène si nécessaire.
- Préparer le matériel nécessaire pour une éventuelle intubation ou d'autres interventions urgentes.

4. Surveillance continue:
- Monitorer régulièrement les signes vitaux et l'état neurologique.
- Surveiller la présence d'éventuelles complications, comme un œdème cérébral, une hernie, une hypoxie, etc.
- Documenter tous les changements et interventions.

5. Médication:
- Administrer rapidement les médicaments prescrits en situation d'urgence, comme les anticonvulsivants lors d'une crise épileptique.
- Préparer les voies d'administration, comme la mise en place d'une voie veineuse périphérique.

6. Soutien émotionnel:
- Rassurer le patient, même s'il est inconscient. Le toucher, la parole et la présence peuvent être apaisants.
- Informer et soutenir la famille, en expliquant la situation et les mesures prises.

7. Préparation pour les examens ou interventions:
- Préparer le patient pour des examens diagnostiques tels qu'une IRM, un scanner, une ponction lombaire, etc.
- Assister l'équipe médicale lors d'interventions, comme l'insertion d'un cathéter de drainage ventriculaire.

8. Education:
- Une fois la situation stabilisée, éduquer le patient et sa famille sur ce qui s'est passé, les causes possibles, et les mesures à suivre.

9. Debriefing post-urgence:
- Discuter avec l'équipe des événements, analyser la réponse à l'urgence, identifier les domaines d'amélioration.

L'intervention en situation d'urgence neurologique nécessite des compétences aiguisées, un jugement rapide et une capacité à travailler en équipe. Les infirmiers jouent un rôle crucial dans la reconnaissance précoce des signes d'urgence, l'initiation de l'intervention, la stabilisation du patient, et le soutien émotionnel des patients et de leurs proches.

Collaboration avec l'équipe médicale

Dans le domaine de la neurologie, l'approche multidisciplinaire est essentielle. Les patients neurologiques peuvent présenter une gamme de symptômes complexes qui nécessitent l'expertise de divers professionnels de santé. L'infirmier en neurologie est un maillon essentiel de cette équipe. Voici une analyse de la collaboration de l'infirmier avec l'équipe médicale en neurologie:

1. L'infirmier et le neurologue:
   - **Communication continue**: L'infirmier transmet au neurologue les observations quotidiennes, les changements de l'état du patient, et les réponses aux traitements.
   - **Planification des soins**: Les infirmiers jouent un rôle actif dans la création et la mise en œuvre du plan de soins, en tenant compte des recommandations du neurologue.
2. Collaboration avec le neurochirurgien:
   - **Préparation préopératoire**: L'infirmier prépare le patient pour les interventions chirurgicales, s'assure que tous les tests nécessaires sont effectués, et éduque le patient sur ce à quoi s'attendre.
   - **Soins postopératoires**: Après la chirurgie, l'infirmier surveille étroitement le patient pour détecter

d'éventuelles complications et s'assure que la douleur est bien gérée.

3. Travail avec le neuropsychologue:
- Les neuropsychologues évaluent et traitent les déficits cognitifs. L'infirmier peut fournir des informations précieuses sur le comportement quotidien du patient, ses défis et ses progrès.

4. Interaction avec les kinésithérapeutes et les ergothérapeutes:
- Ces thérapeutes travaillent sur la mobilité, la force et les activités quotidiennes. L'infirmier coordonne avec eux pour s'assurer que le patient est prêt pour la thérapie et pour discuter des progrès ou des problèmes rencontrés.

5. Collaboration avec les orthophonistes:
- Pour les patients ayant des troubles de la parole ou de la déglutition, l'infirmier collabore avec l'orthophoniste, partageant des observations et mettant en œuvre les recommandations pour la sécurité alimentaire.

6. Coordination avec les travailleurs sociaux et les psychologues:
- Ces professionnels aident les patients et leurs familles à gérer le stress émotionnel, à planifier la sortie, et à accéder à des ressources. L'infirmier les informe des besoins psychosociaux du patient et de sa famille.

7. Communication avec les techniciens en radiologie et en laboratoire:
- L'infirmier s'assure que les patients sont préparés pour les examens, que les échantillons sont correctement prélevés et transmis, et que les résultats sont communiqués à l'équipe appropriée.

8. Échanges avec les pharmaciens:
- L'infirmier discute des régimes médicamenteux des patients, des interactions potentielles et des effets secondaires avec les pharmaciens pour garantir une utilisation sûre et efficace des médicaments.

La neurologie est un domaine où la complexité des cas demande une étroite collaboration entre différents professionnels. L'infirmier, en tant que pivot des soins, joue un rôle central dans la coordination et la communication au sein de cette équipe. Cette collaboration garantit une prise en charge globale et individualisée du patient, optimisant les résultats et améliorant la qualité des soins.

Chapitre 6:
LES DÉFIS ÉMOTIONNELS ET PSYCHOLOGIQUES

Comprendre les répercussions psychologiques des affections neurologiques

Les affections neurologiques ne se limitent pas à des symptômes physiques et cognitifs. Elles ont souvent un impact profond sur la santé mentale et émotionnelle des patients. Pour fournir des soins holistiques, il est essentiel de comprendre et d'aborder ces répercussions psychologiques. Voici un aperçu détaillé de ces conséquences et de leur gestion.

1. Acceptation du diagnostic:
   - **Choc et déni**: Le diagnostic initial d'une affection neurologique peut être accablant, conduisant à un déni initial.
   - **Colère et frustration**: Avec la réalisation, la colère et la frustration surviennent souvent, liées à la question "Pourquoi moi?".
   - **Négociation**: Certains peuvent essayer de "négocier" leur santé, espérant un répit ou une guérison.
   - **Dépression**: La tristesse, le désespoir et un sentiment d'isolement peuvent surgir en comprenant l'ampleur et la chronicité de la maladie.
   - **Acceptation**: Avec le temps et le soutien, de nombreux patients parviennent à accepter leur condition, bien que ce ne soit pas un processus linéaire.

2. Gestion de l'identité modifiée:
- **Perte d'indépendance**: Les limitations physiques ou cognitives peuvent rendre difficile l'exécution des tâches quotidiennes, impactant l'autonomie du patient.
- **Modification du rôle**: Les patients peuvent ressentir qu'ils ne peuvent plus remplir leur rôle antérieur en tant que parent, partenaire ou professionnel.
- **Estime de soi**: La dépendance accrue peut entraîner une faible estime de soi et des sentiments d'inutilité.

3. Impact sur les relations:
- **Isolation sociale**: Les défis de la communication, la mobilité réduite ou la peur de l'embarras peuvent entraîner un retrait social.
- **Tension relationnelle**: Les aidants et les membres de la famille peuvent également être stressés, entraînant des tensions dans les relations.

4. Anxiété et dépression:
- **Peur de la progression**: L'incertitude quant à l'évolution de la maladie peut être une source d'anxiété constante.
- **Symptômes somatiques**: La dépression peut également se manifester par des symptômes physiques, comme des maux de tête ou des douleurs, compliquant davantage le tableau clinique.

5. Enjeux cognitifs et émotionnels:
- **Frustration cognitive**: La difficulté à se concentrer, à se souvenir ou à traiter l'information peut être source de frustration.
- **Labilité émotionnelle**: Certaines affections neurologiques peuvent entraîner des fluctuations rapides de l'humeur ou des réponses émotionnelles inappropriées.

Gestion et soutien:
- **Thérapie**: La psychothérapie peut aider les patients à traiter leurs émotions, à développer des stratégies d'adaptation et à améliorer leur qualité de vie.

- **Groupes de soutien**: Les groupes de soutien offrent une plateforme pour partager des expériences et obtenir des conseils.
- **Médication**: Dans certains cas, des médicaments pour traiter l'anxiété ou la dépression peuvent être bénéfiques.
- **Éducation**: Comprendre la maladie peut aider à réduire l'anxiété et à se sentir plus en contrôle.

Les affections neurologiques ont un impact profond non seulement sur le corps mais aussi sur l'esprit. En tant que soignants, il est crucial de reconnaître ces répercussions psychologiques et d'offrir un soutien approprié, garantissant ainsi une prise en charge complète du patient.

L'importance de l'écoute active

L'écoute active est une compétence essentielle pour tout professionnel de la santé. En neurologie, où les patients peuvent se heurter à des défis de communication ou à des bouleversements profonds dans leur vie, cette compétence devient encore plus cruciale. Plongeons-nous dans l'importance de l'écoute active dans ce domaine particulier.

1. Humanisation des soins:
- **Reconnaissance de l'individu**: Au-delà de leur diagnostic, chaque patient est une personne avec une histoire, des émotions et des préoccupations. L'écoute active permet de reconnaître et de valider cette individualité.
- **Dignité et respect**: En prenant le temps d'écouter attentivement, l'infirmier confère au patient une dignité et un respect essentiels à une relation thérapeutique de qualité.

2. Amélioration de la compréhension clinique:
  • **Détails nuancés**: En écoutant activement, l'infirmier peut saisir des nuances ou des détails qui pourraient être omis dans une communication unidirectionnelle.
  • **Évaluation complète**: Les symptômes neurologiques peuvent être subtils ou complexes. L'écoute active permet d'obtenir une image complète des défis du patient.
3. Facilitation de la communication:
  • **Encourager l'expression**: Les patients atteints d'affections neurologiques peuvent avoir des difficultés à communiquer. L'écoute active encourage le patient à s'exprimer en sachant qu'il est entendu.
  • **Clarification**: En reflétant et en posant des questions, l'infirmier peut clarifier et confirmer la compréhension des informations partagées.
4. Établissement de la confiance:
  • **Sécurité émotionnelle**: Les patients sont plus susceptibles de partager des préoccupations ou des peurs profondes s'ils se sentent écoutés et validés.
  • **Relation thérapeutique**: Une confiance mutuelle est essentielle pour une relation soignant-patient efficace. L'écoute active jette les bases de cette confiance.
5. Gestion des émotions:
  • **Réconfort**: Pour de nombreux patients, le simple fait d'être écouté peut offrir un grand réconfort face à l'anxiété ou à la détresse.
  • **Défense des besoins du patient**: En comprenant profondément les préoccupations et les besoins du patient, l'infirmier est mieux équipé pour plaider en faveur d'interventions ou de soins appropriés.
6. Éducation et conseil:
  • **Identification des besoins d'information**: En écoutant activement, l'infirmier peut identifier les domaines où le patient a besoin d'informations supplémentaires ou de clarifications.

- **Guidance ciblée**: Les conseils ou l'éducation peuvent être adaptés en fonction des préoccupations spécifiques du patient, rendant la guidance plus pertinente et efficace.

L'écoute active n'est pas simplement une compétence de communication; c'est un élément fondamental de la prestation de soins de qualité. En neurologie, où les défis sont multiples et complexes, prendre le temps d'écouter véritablement peut faire toute la différence dans la vie d'un patient.

Gérer le stress et le burnout

En neurologie, comme dans de nombreux domaines médicaux, les professionnels de la santé sont confrontés à des situations particulièrement exigeantes et intenses. La complexité des cas, la détresse émotionnelle des patients et de leurs familles, ainsi que la charge de travail peuvent rapidement devenir des sources de stress accumulé. Si ce stress n'est pas correctement géré, il peut conduire à l'épuisement professionnel, ou "burnout", un état d'épuisement émotionnel, physique et mental.

Le travail en neurologie exige une profondeur de connaissances, une dextérité technique et une capacité à naviguer dans les eaux tumultueuses des émotions humaines. Chaque jour, les infirmiers et médecins sont témoins des victoires et des tragédies, des guérisons remarquables et des déclins inévitables. Ces expériences, bien que profondément gratifiantes, sont également source de tensions émotionnelles.

La clé réside dans la reconnaissance précoce des signes de stress et de burnout. Des sentiments persistants de fatigue, de cynisme, de détachement vis-à-vis des patients, de réduction de la capacité d'empathie, ou de sentiment d'inefficacité dans le travail sont autant de signaux d'alarme. Ignorer ces signes peut conduire non seulement à une détérioration de la qualité des soins, mais aussi à des problèmes de santé pour le soignant lui-même.

La gestion du stress passe par l'adoption de stratégies à la fois personnelles et professionnelles. Sur le plan personnel, il est crucial de maintenir un équilibre entre le travail et la vie privée. Cela peut signifier s'accorder du temps pour des loisirs, pour la famille ou pour des activités relaxantes comme la méditation ou le sport. Il est également important d'avoir une alimentation équilibrée, de dormir suffisamment et de chercher du soutien lorsque nécessaire, que ce soit auprès de proches, de collègues ou de professionnels de santé mentale.

Sur le plan professionnel, l'établissement de limites claires, la prise de pauses régulières et la participation à des formations ou des ateliers sur la gestion du stress peuvent s'avérer bénéfiques. L'échange avec des collègues, la participation à des groupes de soutien ou simplement le partage d'expériences peuvent également aider à mettre les choses en perspective et à fournir des stratégies pour faire face aux défis quotidiens.

Mais surtout, il faut se rappeler que demander de l'aide n'est pas un signe de faiblesse. Dans un monde où l'auto-sacrifice est souvent vu comme une vertu, reconnaître ses propres besoins et limites est en fait un acte de force. Après tout, prendre soin de soi est une première étape essentielle pour pouvoir prendre soin des autres.

La neurologie, avec tous ses défis, est également un domaine de profonde humanité et de gratification. En se protégeant du burnout, les professionnels de la santé peuvent continuer à offrir des soins de qualité à ceux qui en ont le plus besoin.

Chapitre 7:
PHARMACOLOGIE
SPÉCIFIQUE À LA NEUROLOGIE

Aperçu des médicaments
couramment utilisés

En neurologie, une variété de médicaments est utilisée pour traiter, gérer et soulager les symptômes des troubles neurologiques. Ces médicaments, spécialement conçus pour cibler et agir sur le système nerveux, sont essentiels pour assurer la qualité de vie des patients.

Les maladies du cerveau et du système nerveux sont complexes, et les médicaments utilisés reflètent cette complexité. Souvent, un patient peut nécessiter une combinaison de médicaments, ajustée selon les besoins individuels.

1. Antiépileptiques: Utilisés principalement pour traiter l'épilepsie, ces médicaments aident à contrôler et à prévenir les crises. Des exemples courants incluent la carbamazépine, le valproate, le lamotrigine et le lévétiracétam.

2. Modulateurs de la dopamine: Prescrits principalement pour la maladie de Parkinson, ces médicaments agissent en modifiant les niveaux de dopamine dans le cerveau. La lévodopa est un exemple classique, souvent combinée à la carbidopa pour augmenter son efficacité.

3. Médicaments anti-Alzheimer: Ils agissent en ralentissant la progression des symptômes de la maladie d'Alzheimer. Le donépézil, la rivastigmine et la mémantine sont parmi les médicaments les plus couramment prescrits.

4. Antispastiques: Pour les patients atteints de sclérose en plaques ou d'autres affections qui provoquent des spasmes musculaires, des médicaments comme le baclofène et le tizanidine sont souvent utilisés.

5. Antimigraineux: Pour les personnes souffrant de migraines, il existe une gamme de médicaments, dont les triptans comme le sumatriptan, qui aident à réduire la fréquence et la gravité des crises.

6. Immunosuppresseurs: Ces médicaments, tels que le natalizumab et le fingolimod, sont utilisés dans le traitement de la sclérose en plaques pour moduler l'activité du système immunitaire.

7. Anticoagulants et antiplaquettaires: Pour les patients ayant subi un accident vasculaire cérébral ou étant à risque, ces médicaments aident à prévenir la formation de caillots. L'aspirine, le clopidogrel et la warfarine sont des exemples courants.

8. Neuromodulateurs: Pour traiter des affections comme la neuropathie ou la fibromyalgie, les neuromodulateurs comme la gabapentine et la prégabaline sont couramment prescrits.

9. Agents cholinergiques: Ils sont utilisés pour traiter les troubles du mouvement, tels que la myasthénie grave, en augmentant l'activité du neurotransmetteur acétylcholine.

10. Médicaments antivertigineux: Pour les patients souffrant de vertiges ou de maladies comme la maladie de Ménière, des médicaments comme le bétahistine peuvent être prescrits.

La connaissance de ces médicaments, de leurs effets secondaires et de leurs interactions est cruciale pour tout professionnel travaillant en neurologie. Chaque médicament a ses propres spécificités, et une approche individualisée est souvent nécessaire pour garantir le meilleur résultat thérapeutique pour le patient. Cette liste n'est qu'une ébauche des médicaments couramment utilisés, soulignant la profondeur et la diversité des traitements disponibles dans le vaste domaine de la neurologie.

Administration, effets secondaires et interactions

Dans le domaine complexe de la neurologie, la maîtrise de l'administration des médicaments, ainsi que la connaissance des éventuels effets secondaires et interactions, est essentielle pour assurer la sécurité et l'efficacité du traitement.

1. Administration :
La manière dont un médicament est administré peut influencer son efficacité. Par exemple, certains médicaments sont pris à jeun, tandis que d'autres doivent être pris avec de la nourriture. De plus, certains médicaments neurologiques sont administrés par voie orale, d'autres par injection, et d'autres encore peuvent nécessiter une administration intrathécale (dans le liquide céphalorachidien).

- **Voie orale:** Les comprimés, gélules et sirops sont les formes les plus courantes. Il est essentiel de respecter les doses prescrites et les horaires d'administration pour garantir l'efficacité et la sécurité du traitement.
- **Injection:** Certains médicaments, comme les immunomodulateurs, peuvent nécessiter une administration par injection, qu'elle soit sous-cutanée, intramusculaire ou intraveineuse.
- **Autres voies:** Des dispositifs comme les pompes à baclofène administrent directement le médicament dans le liquide céphalorachidien.

2. Effets secondaires :

Presque tous les médicaments peuvent provoquer des effets secondaires. En neurologie, ces effets peuvent varier de légers à graves.

- **Légers:** Fatigue, étourdissements, troubles gastro-intestinaux, maux de tête, bouche sèche.
- **Modérés:** Tremblements, prise de poids, altération cognitive, troubles de la vision.
- **Graves:** Réactions allergiques, dépression respiratoire, problèmes cardiaques, hépatotoxicité.

Il est crucial pour les infirmiers et les médecins de surveiller ces effets secondaires et d'informer les patients de ce qu'ils doivent surveiller.

3. Interactions :

De nombreux patients neurologiques peuvent être sous plusieurs médicaments, ce qui augmente le risque d'interactions médicamenteuses.

- **Médicament-médicament:** Par exemple, l'association de médicaments antiépileptiques avec certains antibiotiques peut réduire l'efficacité des antiépileptiques.
- **Médicament-aliment:** La consommation de pamplemousse, par exemple, peut interagir avec certains médicaments neurologiques et affecter leur métabolisme.
- **Médicament-affection:** Les patients atteints de certaines affections, comme une insuffisance rénale ou hépatique, peuvent avoir une réponse différente ou exacerbée à certains médicaments.

La gestion des médicaments en neurologie est une tâche délicate qui nécessite une attention constante et une connaissance approfondie. Les infirmiers jouent un rôle crucial en éduquant les patients, en surveillant les effets secondaires et en veillant à la bonne administration des médicaments. Une collaboration étroite entre les membres de l'équipe de soins est également essentielle pour garantir la sécurité et le bien-être des patients.

L'importance de l'adhérence médicamenteuse en neurologie

Dans le dynamique et complexe domaine de la neurologie, l'adhérence médicamenteuse revêt une importance capitale. Ce chapitre souligne pourquoi il est vital que les patients suivent scrupuleusement leur régime médicamenteux et comment les infirmiers peuvent jouer un rôle crucial dans la facilitation de cette adhérence.

La neurologie est une branche de la médecine qui s'occupe de diagnostiquer et de traiter les troubles du système nerveux, qui sont souvent chroniques et requièrent une gestion médicamenteuse à long terme. Dans ce contexte, l'adhérence médicamenteuse est plus que jamais cruciale. Non seulement elle favorise un meilleur contrôle des symptômes, mais elle peut également prévenir la progression des maladies et réduire le risque de complications.

Les Composantes de l'Adhérence Médicamenteuse
1. Compréhension de la Maladie :
Avant tout, les patients doivent comprendre la nature de leur maladie et la raison des médicaments prescrits. Une compréhension profonde permet de créer un sentiment de responsabilité et de prise en charge active de leur santé.
2. Routine Médicamenteuse :
Établir une routine médicamenteuse stable est vital. Cela peut impliquer l'utilisation de piluliers, des alarmes ou des applications pour smartphone qui rappellent aux patients de prendre leurs médicaments à des moments spécifiques.

3. Gestion des Effets Secondaires :
Les effets secondaires sont l'une des principales raisons de la non-adhérence. En travaillant étroitement avec les médecins, les infirmiers peuvent aider à ajuster les doses ou les types de médicaments pour minimiser ces effets indésirables.

Le Rôle de l'Infirmier
1. Éducation et Information :
Les infirmiers ont la responsabilité d'informer les patients sur l'importance de l'adhérence, en leur fournissant des informations détaillées sur les médicaments, y compris la manière correcte de les prendre et les potentiels effets secondaires.
2. Soutien Emotionnel :
Les infirmiers doivent également offrir un soutien émotionnel, en encourageant les patients à exprimer leurs préoccupations et en les aidant à gérer l'anxiété ou la dépression qui peut accompagner les affections neurologiques.
3. Collaboration Multidisciplinaire :
Les infirmiers doivent collaborer étroitement avec l'ensemble de l'équipe médicale, incluant les médecins, les pharmaciens et les travailleurs sociaux, pour élaborer et mettre en œuvre des stratégies d'adhérence médicamenteuse efficaces.
4. Suivi Régulier :
Les infirmiers jouent un rôle crucial dans le suivi régulier de l'adhérence médicamenteuse, en évaluant continuellement l'efficacité du régime médicamenteux et en ajustant les plans de soins en conséquence.

Dans ce voyage continu qu'est la gestion des troubles neurologiques, l'adhérence médicamenteuse se présente comme une étoile directrice, guidant les patients vers une meilleure qualité de vie. Les infirmiers, avec leur compétence et leur compassion, sont des piliers dans la réalisation de cet objectif, facilitant la voie vers une meilleure santé et un bien-être durable pour leurs patients.

Chapitre 8:
LA RELATION AVEC LA FAMILLE ET LES AIDANTS

Comprendre le rôle des aidants dans le soin

Le parcours de soins pour un patient atteint de troubles neurologiques, ou d'autres affections chroniques, est un processus multifacette qui ne se limite pas à la relation patient-professionnel de santé. Un acteur souvent méconnu, mais essentiel dans cette équation, est l'aidant. Ces individus, qu'ils soient membres de la famille, amis ou professionnels, jouent un rôle pivot dans le soutien quotidien du patient.

Les Visages de l'Aidant
Un aidant n'est pas toujours facilement identifiable. Il peut s'agir d'un conjoint qui accompagne son partenaire lors de rendez-vous médicaux, d'un enfant qui prend soin d'un parent âgé, ou même d'un ami qui aide un proche à gérer ses médicaments. Dans certains cas, les aidants sont des professionnels, comme les auxiliaires de vie, qui fournissent des soins à domicile.

Les Multiples Rôles de l'Aidant
- **Soutien émotionnel :** Face à la maladie, l'incertitude et la peur peuvent être accablantes. L'aidant offre un soutien émotionnel constant, réconfortant le patient et l'aidant à faire face aux défis.
- **Assistance quotidienne :** Pour de nombreux patients, les tâches quotidiennes peuvent devenir ardues. L'aidant peut aider à la préparation des repas,

à la toilette, aux déplacements et autres besoins du quotidien.

- **Gestion des médicaments :** L'aidant s'assure que les médicaments sont pris correctement et à temps, et peut également aider à reconnaître et gérer les éventuels effets secondaires.
- **Liaison avec les professionnels de santé :** L'aidant joue souvent le rôle d'intermédiaire entre le patient et son équipe médicale, aidant à communiquer les préoccupations, à comprendre les instructions médicales et à suivre les plans de soins.
- **Soutien logistique :** Ceci inclut la coordination des rendez-vous médicaux, le transport, et, si nécessaire, la gestion des aspects financiers ou administratifs liés aux soins.

Les Défis de l'Aidant

Être aidant n'est pas une tâche facile. La charge émotionnelle et physique peut être lourde. Ils peuvent ressentir de la fatigue, du stress, voire un épuisement. Reconnaître leurs besoins est donc essentiel. Il est important qu'ils aient accès à des ressources, comme des groupes de soutien ou des formations, pour les aider dans leur rôle.

L'Importance de la Reconnaissance

Reconnaître la valeur des aidants dans le processus de soins est crucial. Les professionnels de santé doivent collaborer étroitement avec eux, les considérant comme des partenaires dans les soins du patient. Une communication ouverte et respectueuse est essentielle.

Dans le paysage complexe et souvent tumultueux des soins de santé, l'aidant se dresse comme un phare, illuminant et sécurisant le chemin pour le patient. En comprenant et en valorisant leur rôle, nous pouvons mieux servir non seulement les patients, mais aussi ceux qui les soutiennent avec tant de dévouement et d'amour.

Communication efficace avec la famille

La communication est l'un des piliers du soin, et lorsqu'il s'agit de traiter des patients atteints de troubles neurologiques ou d'autres pathologies complexes, elle ne s'arrête pas à la relation entre le professionnel de santé et le patient. Il est tout aussi crucial de communiquer efficacement avec la famille. Celle-ci est souvent le soutien émotionnel et pratique principal du patient, et elle est profondément investie dans son bien-être. La manière dont les soignants interagissent avec la famille peut influencer grandement le processus de guérison, ainsi que le bien-être émotionnel et psychologique de tous les impliqués.

Dans le vaste écosystème des soins de santé, la famille occupe une place centrale. Elle est la mémoire du patient lorsque ce dernier ne peut s'exprimer, elle est le gardien de ses souhaits et désirs, elle est souvent celle qui observe avec un œil vigilant les moindres changements dans son état. Pourtant, elle est aussi constituée d'individus avec leurs propres inquiétudes, leurs propres espoirs et leurs propres besoins d'information.

La clé de la communication efficace avec la famille réside dans l'empathie et l'écoute. Il ne suffit pas d'informer; il faut aussi comprendre. Les familles sont plongées dans un monde médical complexe qu'elles ne comprennent pas toujours. Chaque machine, chaque terme médical et chaque nouveau traitement peuvent sembler intimidants. Les soignants, avec leur expertise, ont la responsabilité de déchiffrer ce monde pour eux, non pas en simplifiant à l'extrême, mais en éclairant avec patience et compassion.

Il est aussi essentiel de se rappeler que chaque famille est unique. Certaines peuvent avoir besoin de détails approfondis pour se sentir impliquées et rassurées, tandis que d'autres peuvent se sentir submergées par trop d'informations. Certains peuvent vouloir participer activement aux soins, tandis que d'autres peuvent préférer prendre du recul. L'art de la communication réside dans la capacité à lire ces besoins individuels et à s'adapter en conséquence.

Par ailleurs, il est fondamental d'offrir un espace où la famille peut poser des questions, exprimer des préoccupations ou simplement partager leurs émotions. Ces échanges ne doivent pas seulement se produire lors des crises ou des points de décision clés, mais devraient être encouragés tout au long du processus de soins.

En fin de compte, la communication efficace avec la famille transcende les simples mots. Elle est ancrée dans le respect mutuel, la compréhension et le désir sincère d'accompagner le patient et ses proches à travers le labyrinthe des soins médicaux. Elle demande non seulement compétence, mais aussi cœur, offrant un pont entre la science médicale et l'humanité partagée qui nous lie tous.

Soutenir les aidants face aux défis de la maladie neurologique

Derrière chaque patient atteint d'une maladie neurologique, il y a souvent une constellation d'aidants - des individus qui offrent soutien, soins, et amour. Ces aidants, qu'ils soient des parents, des conjoints, des amis ou des professionnels, deviennent une force silencieuse mais puissante dans le parcours du patient. Toutefois, les défis de la maladie neurologique ne touchent pas seulement le patient, ils façonnent aussi profondément la vie de ces aidants. Soutenir ces derniers est une étape essentielle pour garantir une prise en charge globale efficace.

La maladie neurologique, avec son spectre de symptômes allant de la douleur physique à la confusion mentale, peut être une montagne à gravir non seulement pour le patient, mais aussi pour l'aidant. Voir un être cher lutter contre la maladie peut être déchirant, et la charge de travail pour l'aidant peut être épuisante. Cependant, tout comme la maladie présente des défis, elle offre également l'opportunité de tisser des liens plus profonds, de cultiver la patience, et de découvrir des réserves de résilience insoupçonnées.

Comprendre les Pressions sur l'Aidant

Les aidants, tout en jouant un rôle clé dans le soutien du patient, font face à de multiples pressions. Il y a la pression émotionnelle de voir un proche souffrir, la pression physique des soins quotidiens et la pression psychologique de toujours être "sur le qui-vive", anticipant les besoins et répondant aux crises.

Fournir un Soutien Émotionnel

Il est crucial de reconnaître l'impact émotionnel que peut avoir la prise en charge d'une personne atteinte d'une maladie neurologique. Les aidants ont besoin d'espaces pour exprimer leurs émotions, que ce soit à travers des groupes de soutien, des thérapies individuelles ou simplement des conversations sincères avec des proches.

Offrir des Ressources et une Formation

Les aidants, surtout s'ils sont nouveaux dans ce rôle, peuvent se sentir désemparés face aux exigences des soins. Offrir une formation sur la manière de gérer certains symptômes, d'utiliser des équipements ou de communiquer efficacement peut être un véritable bouée de sauvetage.

Insister sur l'Importance du Repos

Le burnout des aidants est réel. Tout comme le patient a besoin de soins, l'aidant a besoin de repos. Il est essentiel d'encourager les aidants à prendre du temps pour eux-mêmes, que ce soit pour se détendre, pratiquer une activité qu'ils aiment ou simplement se reposer.

Créer une Communauté

Les aidants doivent savoir qu'ils ne sont pas seuls. Les connecter à une communauté d'autres personnes dans des situations similaires peut fournir un réseau de soutien inestimable. Ils peuvent partager des conseils, des histoires et des ressources, ou simplement offrir une oreille attentive.

Prendre soin de ceux qui prennent soin des autres est une démarche essentielle dans la gestion des maladies neurologiques. En soutenant ces aidants, nous renforçons la chaîne de soins qui entoure chaque patient, assurant ainsi une meilleure qualité de vie pour tous.

Chapitre 9:
LA RÉÉDUCATION
ET LA RÉADAPTATION EN NEUROLOGIE

Principes de base
de la réhabilitation neurologique

La réhabilitation neurologique est une discipline médicale qui vise à améliorer et restaurer les fonctions des individus atteints de troubles neurologiques. En s'appuyant sur une approche multidisciplinaire, elle vise à aider les patients à retrouver un niveau optimal d'indépendance dans leurs activités quotidiennes. Les principes de base de la réhabilitation neurologique sont fondés sur une compréhension approfondie du système nerveux et de sa capacité à se réparer, à s'adapter et à se reconfigurer.

1. Plasticité Cérébrale
L'un des principes fondamentaux de la réhabilitation neurologique est la plasticité du cerveau. C'est la capacité du système nerveux à se réorganiser en réponse à des blessures. Cette réorganisation peut être stimulée par des thérapies spécifiques, favorisant la récupération de fonctions perdues.

2. Approche Personnalisée
Chaque individu est unique, tout comme le sont les lésions ou maladies neurologiques qu'il peut subir. Par conséquent, la réhabilitation doit être individualisée, basée sur les besoins, les capacités et les objectifs du patient.

3. Intervention Précoce
La prise en charge précoce est souvent associée à de meilleurs résultats. Commencer la réhabilitation peu de temps après une lésion ou la manifestation d'une maladie

peut maximiser les bénéfices de la plasticité cérébrale et minimiser les complications secondaires.

4. Approche Multidisciplinaire

La réhabilitation neurologique implique une équipe de professionnels, notamment des neurologues, des physiothérapeutes, des ergothérapeutes, des orthophonistes, des neuropsychologues, et d'autres spécialistes. Chaque membre apporte son expertise pour aborder les défis multidimensionnels associés aux affections neurologiques.

5. Éducation et Autonomisation

Il est essentiel que les patients et leurs familles comprennent la nature de la maladie ou de la lésion, ainsi que les objectifs de la réhabilitation. L'éducation renforce l'autonomie du patient et de ses proches, leur permettant de prendre des décisions éclairées et de participer activement au processus de guérison.

6. Réévaluation Continue

Le processus de réhabilitation nécessite une évaluation et une réévaluation constantes. À mesure que le patient progresse, les objectifs et les interventions peuvent nécessiter des ajustements.

7. Approche Holistique

Outre les interventions physiques, la prise en charge de l'aspect émotionnel, psychologique et social du patient est tout aussi cruciale. La guérison et la réhabilitation englobent l'individu dans son intégralité.

8. Promotion de l'Activité et de la Participation

Stimuler une participation active du patient dans son processus de réhabilitation renforce non seulement la récupération physique, mais également l'estime de soi et la confiance.

9. Environnement Adapté

Un environnement adapté et stimulant est crucial. Les installations et équipements spécifiques peuvent aider à maximiser les résultats de la réhabilitation.

10. Intégration Sociale

L'un des principaux objectifs est de réintégrer le patient dans la société. Cela peut signifier retourner au travail, reprendre des activités récréatives, ou simplement être capable d'interagir socialement.

La réhabilitation neurologique est un processus complexe et dynamique qui nécessite une approche coordonnée, patiente et détaillée pour restaurer la fonction et améliorer la qualité de vie.

Collaborer avec les thérapeutes (physiothérapie, orthophonie, etc.)

La prise en charge d'un patient en neurologie ne repose pas uniquement sur les soins infirmiers ou médicaux. Elle nécessite une approche holistique, intégrant diverses spécialités thérapeutiques. La collaboration étroite entre les infirmiers et les thérapeutes, tels que les physiothérapeutes, les orthophonistes, les ergothérapeutes et d'autres, est cruciale pour assurer une réhabilitation complète et efficace. Voyons comment cette collaboration se manifeste au quotidien et comment elle contribue à la prise en charge optimale du patient.

1. Communication Ouverte et Régulière

Le cœur de toute collaboration réussie est une communication transparente. Les infirmiers et les thérapeutes doivent échanger régulièrement sur l'état du patient, les objectifs de traitement, et les progrès réalisés. Ces échanges peuvent prendre la forme de réunions d'équipe, de notes dans le dossier médical du patient, ou de discussions informelles.

2. Compréhension des Rôles

Chaque professionnel apporte une expertise unique au processus de réhabilitation. L'infirmier peut avoir une perspective globale de l'état de santé du patient, tandis que le physiothérapeute se concentre sur la mobilité, l'orthophoniste sur la parole et la déglutition, et ainsi de suite. **Comprendre le rôle de chacun permet d'orienter le patient vers le bon spécialiste au bon moment.**

3. Établissement d'Objectifs Communs

La définition des objectifs du patient est souvent un effort collectif. L'infirmier, connaissant le patient de manière approfondie, peut contribuer à l'établissement d'objectifs réalistes et adaptés, en collaboration avec les thérapeutes.

4. Soutien Croisé

Les infirmiers peuvent renforcer les interventions des thérapeutes en rappelant aux patients leurs exercices de physiothérapie, en surveillant la sécurité lors des sessions d'ergothérapie, ou en aidant à la pratique de techniques apprises en orthophonie. De même, les thérapeutes peuvent signaler aux infirmiers tout changement dans la condition du patient qu'ils observent pendant leur intervention.

5. Éducation Partagée

La formation continue est essentielle dans le domaine médical. Les infirmiers et les thérapeutes peuvent bénéficier d'ateliers conjoints ou de sessions d'éducation pour mieux comprendre les dernières techniques, outils et approches dans les différents domaines de la réhabilitation neurologique.

6. Coordination des Soins

Pour éviter la fatigue du patient et optimiser les périodes de repos, il est essentiel de coordonner les interventions. Par exemple, éviter qu'une séance d'orthophonie ne suive directement une session intensive de physiothérapie.

7. Planification de la Sortie et Suivi

Lorsque le patient est prêt à quitter le service ou l'hôpital, une collaboration étroite est nécessaire pour établir un plan de soins post-hospitalisation. Cela peut inclure des recommandations pour des thérapies à domicile, des dispositifs d'assistance ou des modifications du domicile.

En fin de compte, la collaboration entre les infirmiers et les thérapeutes n'améliore pas seulement les résultats pour les patients en neurologie; elle crée également un environnement de travail plus harmonieux et productif pour tous les professionnels impliqués. Chaque spécialiste joue une note distincte, mais ensemble, ils créent une symphonie de soins qui peut grandement améliorer la qualité de vie du patient.

Études de cas
de réussites en rééducation

Les études de cas sont un moyen efficace de montrer concrètement comment la théorie et la pratique se rejoignent pour créer des résultats positifs pour les patients en rééducation. Examinons quelques exemples fictifs de réussites en rééducation neurologique :

1. Mme Dubois : Réadaptation post-AVC
Situation initiale :
Mme Dubois, 68 ans, a été hospitalisée suite à un AVC qui a paralysé le côté droit de son corps. Au départ, elle ne pouvait pas marcher, sa parole était floue, et elle avait des difficultés à effectuer des tâches simples comme se vêtir.
Intervention :
Une approche multidisciplinaire a été adoptée. La physiothérapie a travaillé sur le renforcement musculaire et la mobilité. L'orthophonie a abordé les problèmes de parole et de déglutition. L'ergothérapie a aidé à adapter son environnement et à lui enseigner de nouvelles méthodes pour effectuer des tâches quotidiennes.
Issue :
Après plusieurs mois, Mme Dubois a pu retrouver une marche presque normale avec l'aide d'une canne, sa

parole s'est considérablement améliorée et elle a retrouvé une certaine autonomie dans ses activités quotidiennes.

2. M. Ahmed : Traumatisme crânien après un accident

Situation initiale :

M. Ahmed, 32 ans, a subi un grave traumatisme crânien après un accident de voiture. Il avait des problèmes de mémoire, des sautes d'humeur, et des difficultés de concentration.

Intervention :

Un neuropsychologue a travaillé avec M. Ahmed sur ses problèmes cognitifs, tandis qu'un thérapeute en réadaptation a abordé les déficits moteurs. Des sessions de psychothérapie ont également été instaurées pour gérer les sautes d'humeur et le stress post-traumatique.

Issue :

Au fil du temps, avec un soutien constant et une thérapie ciblée, M. Ahmed a retrouvé une grande partie de ses capacités cognitives, a appris des techniques pour gérer son stress et ses émotions, et a progressivement repris son travail.

3. Mlle Clara : Sclérose en plaques

Situation initiale :

Mlle Clara, 28 ans, a été diagnostiquée avec une sclérose en plaques (SEP). Elle éprouvait des engourdissements, des problèmes de coordination, et une fatigue extrême.

Intervention :

La rééducation s'est concentrée sur la gestion de la fatigue, l'amélioration de la coordination et la force musculaire. Des interventions ont également été mises en place pour gérer les symptômes tels que les troubles visuels ou la sensibilité thermique.

Issue :

Même si la SEP est une maladie chronique, Clara a pu, grâce à la rééducation, maintenir une qualité de vie satisfaisante. Elle a adapté son mode de vie, incorporé des périodes de repos, mais continue de travailler et de participer à des activités sociales, tout en gérant ses symptômes avec succès.

Ces études de cas fictives illustrent comment la rééducation, adaptée aux besoins spécifiques de chaque patient, peut grandement améliorer la qualité de vie, restaurer des fonctions perdues et aider les patients à retrouver leur autonomie, même après des événements médicaux dévastateurs.

Chapitre 10:
ETHIQUE ET DÉONTOLOGIE EN NEUROLOGIE

Enjeux éthiques spécifiques à la neurologie

La neurologie, à l'intersection du cerveau, de l'esprit et du corps, est le terrain d'importants dilemmes éthiques. Les avancées médicales et technologiques soulèvent régulièrement des questions sur le respect de la dignité, des droits et des choix des patients. Voici quelques-uns des enjeux éthiques spécifiques à la neurologie :

1. Définition de la vie et de la mort:
   - **État végétatif et état de conscience minimale**: La détermination de la conscience chez un patient peut influencer des décisions cruciales comme le maintien ou l'arrêt des soins. Comment être sûr qu'une personne est vraiment sans conscience ou sans potentialité de réveil ?
   - **Définition de la mort cérébrale**: La définition exacte et les critères pour déclarer la mort cérébrale varient d'un pays à l'autre, influençant les décisions sur le don d'organes ou l'arrêt des soins.
2. Autonomie du patient et prise de décision:
   - **Consentement éclairé**: Dans le contexte de troubles neurologiques, il peut être difficile de déterminer si un patient est capable de donner un consentement éclairé pour un traitement ou une intervention.
   - **Patients atteints de démence**: L'évolution des capacités cognitives rend complexe la prise de décision thérapeutique.

3. Interventions et traitements innovants:
- **Stimulation cérébrale profonde**: Utilisée pour traiter des affections comme la maladie de Parkinson, cette intervention peut modifier la personnalité ou le comportement. Qui décide si les avantages l'emportent sur les risques potentiels ?
- **Neuroamélioration**: L'utilisation de médicaments ou d'interventions pour améliorer ou augmenter les fonctions cérébrales chez les individus sains pose des questions sur l'équité, la pression sociale et les limites de la "normalité".

4. Confidentialité et divulgation d'informations:
- Les tests génétiques permettant d'identifier le risque de maladies neurodégénératives (comme la maladie d'Huntington) posent la question de savoir si, quand et comment divulguer ces informations aux patients et à leurs familles.

5. Allocation des ressources:
- Avec des ressources limitées, comment décider de la distribution des traitements coûteux ou de l'accès à des interventions spécialisées ?

6. Recherche clinique:
- La conduite d'essais cliniques chez des patients neurologiques, notamment ceux qui ne peuvent pas donner leur consentement, soulève des questions sur l'exploitation potentielle et le bénéfice-risque des interventions.

7. Relations avec les industries:
- Les collaborations entre neurologues et industries pharmaceutiques ou technologiques peuvent créer des conflits d'intérêts, influençant potentiellement les choix thérapeutiques ou les orientations de recherche.

La neurologie, en tant que discipline étudiant l'organe le plus complexe du corps humain, est naturellement confrontée à des dilemmes éthiques profonds. L'approche de ces enjeux nécessite une réflexion multidisciplinaire, impliquant non seulement les neurologues, mais aussi les patients, les familles, les éthiciens, et la société dans son ensemble.

Les droits des patients et l'autonomie

Les droits des patients en neurologie, comme dans tout autre domaine médical, sont fondamentaux pour garantir la dignité, le respect et la prise en charge adaptée de chaque individu. L'autonomie, en particulier, est un pilier central de ces droits, garantissant que les patients soient maîtres de leurs propres décisions médicales. Explorons ces concepts plus en détail.

Les droits des patients
1. Droit à l'information : Tout patient a le droit d'être informé de manière claire et adaptée à son niveau de compréhension sur son état de santé, les interventions proposées, leurs avantages et leurs risques potentiels.
2. Droit au consentement éclairé : Aucun acte médical ou recherche ne peut être pratiqué sans le libre et éclairé consentement du patient.
3. Droit à la confidentialité : Toutes les informations concernant le patient, y compris son état de santé, son traitement et son histoire médicale, doivent rester confidentielles.
4. Droit d'accès au dossier médical : Le patient a le droit de consulter et d'obtenir une copie de son dossier médical.
5. Droit à la qualité des soins : Chaque patient a le droit de recevoir les meilleurs soins possibles, adaptés à son état de santé et sans discrimination.
6. Droit de refuser un traitement : Même après avoir été informé des conséquences possibles, un patient a le droit de refuser un traitement ou une intervention.
7. Droit de porter plainte : Si un patient estime que ses droits n'ont pas été respectés, il a le droit de porter plainte.

L'autonomie du patient

L'autonomie renvoie à la capacité de prendre des décisions et d'agir en fonction de ses propres valeurs et croyances. Dans le contexte médical, cela signifie respecter les choix et les décisions du patient, même si elles divergent de ce que le professionnel de santé estime être le "meilleur" pour lui.

- **Respect des choix du patient** : L'autonomie implique que le patient ait le dernier mot sur les décisions médicales le concernant, tant qu'il est capable de comprendre les implications de ces décisions.
- **Capacité de décision** : Dans certains cas, comme les troubles neurologiques sévères, la capacité du patient à prendre des décisions peut être compromise. Dans ces situations, il peut être nécessaire de désigner un représentant légal ou une personne de confiance pour prendre des décisions au nom du patient.
- **Planification anticipée des soins** : Les directives anticipées ou les testaments de vie permettent aux patients d'exprimer leurs souhaits concernant les soins et les traitements qu'ils souhaiteraient recevoir (ou non) si un jour ils ne sont plus en mesure de communiquer ou de prendre des décisions.
- **Éducation et soutien** : Pour garantir l'autonomie, il est essentiel d'éduquer les patients sur leur condition et leurs options de traitement. Les aider à comprendre leur maladie les habilite à prendre des décisions éclairées.

Les droits des patients et leur autonomie sont essentiels pour garantir une prise en charge médicale respectueuse et centrée sur le patient. Dans le domaine de la neurologie, avec des conditions pouvant affecter la capacité de décision et la cognition, ces principes prennent une importance particulière, nécessitant une attention et une sensibilité constantes de la part des professionnels de santé.

Cas pratiques
et dilemmes éthiques courants

La neurologie, en raison de sa relation étroite avec le cerveau et la conscience, est confrontée à une série de dilemmes éthiques complexes. Les cas pratiques offrent une opportunité d'examiner ces dilemmes de manière approfondie, permettant aux professionnels de santé de mieux naviguer dans ces situations délicates. Voici quelques exemples de cas pratiques, suivis des dilemmes éthiques courants associés.

Cas pratiques:
1. Mme Dupont, 78 ans, maladie d'Alzheimer avancée:
Mme Dupont, vivant dans un établissement de soins de longue durée, ne reconnaît plus sa famille. Elle avait rédigé des directives anticipées il y a dix ans, refusant tout traitement invasif. Maintenant, elle a une infection qui nécessite une hospitalisation et éventuellement une intervention. Faut-il suivre ses directives, même si sa famille insiste sur le traitement?
Dilemme éthique : Directives anticipées vs souhaits actuels de la famille.
2. M. Bernard, 40 ans, blessure à la tête après un accident:
Après un grave accident de voiture, M. Bernard est en état de coma. Les tests indiquent une activité cérébrale minimale. Son épouse, espérant un miracle, insiste pour qu'il reste sous ventilation mécanique. L'équipe médicale, en revanche, pense qu'il n'y a que peu de chances de récupération.
Dilemme éthique : Quand retirer le soutien vital ? Qui décide?

3. Clara, 16 ans, épilepsie:

Clara, récemment diagnostiquée d'épilepsie, souhaite participer à toutes les activités scolaires et extrascolaires comme ses pairs, y compris la natation. Son neurologue s'inquiète des risques potentiels liés à une crise pendant la natation.

Dilemme éthique : Autonomie du patient vs sécurité et bien-être.

Dilemmes éthiques courants:

1. L'arrêt du traitement:

Dans quelles circonstances est-il approprié d'arrêter un traitement, surtout si cela peut entraîner la mort du patient? Comment équilibrer la qualité de vie avec la longévité?

2. Consentement éclairé:

Comment obtenir un consentement éclairé pour des patients qui ont des difficultés cognitives ou des altérations de la conscience?

3. Recherche clinique:

Lorsqu'on travaille avec des patients ayant des troubles neurologiques, comment garantir qu'ils sont véritablement en mesure de consentir à participer à une étude clinique?

4. Neuroamélioration:

Dans quelle mesure est-il éthique d'utiliser des interventions neurologiques pour "améliorer" des individus sains, plutôt que pour traiter des maladies?

5. Génétique et prédictions:

Est-il éthique de révéler à un patient qu'il a une prédisposition génétique à une maladie neurodégénérative sans traitement connu?

En examinant ces cas et dilemmes, il est évident que la neurologie, comme de nombreuses spécialités médicales, est confrontée à des questions éthiques profondes. Une approche multidisciplinaire, qui inclut la consultation d'éthiciens, de patients, de familles et de professionnels de santé, est souvent nécessaire pour naviguer dans ces eaux complexes.

Chapitre 11:
INNOVATIONS ET AVANCÉES EN NEUROLOGIE

Les dernières découvertes et recherches

Le domaine de la neurologie est en perpétuelle évolution avec de nouvelles découvertes et recherches publiées presque quotidiennement. Il est important de noter que ma dernière mise à jour remonte à septembre 2021. Cela dit, voici un aperçu des avancées majeures jusqu'à cette date :

1. Maladies neurodégénératives :
- **Maladie d'Alzheimer** : Des progrès ont été réalisés dans l'identification des biomarqueurs précoces de la maladie, facilitant un diagnostic précoce. Aducanumab, un médicament qui cible les plaques amyloïdes, a été approuvé par la FDA, bien qu'il reste controversé en raison de ses bénéfices cliniques incertains.
- **Maladie de Parkinson** : La recherche s'est concentrée sur la compréhension du rôle des protéines alpha-synucléine et des nouvelles cibles pour la thérapie génique.

2. Neuroinflammation :
Des études ont mis en évidence le rôle potentiel de l'inflammation dans diverses maladies neurologiques, y compris la dépression. Les traitements ciblant les voies inflammatoires sont en cours d'étude.

3. Neuroplasticité :
La compréhension de la capacité du cerveau à se remodeler et à créer de nouvelles connexions, même à

l'âge adulte, a ouvert des voies pour des thérapies innovantes, notamment pour les victimes d'AVC.

4. Épilepsie :
Des avancées dans les dispositifs implantables ont offert de nouvelles solutions pour les patients souffrant d'épilepsie réfractaire.

5. Thérapies géniques :
Des thérapies géniques ont été développées pour traiter certaines maladies neurologiques rares, comme l'amyotrophie spinale.

6. Interfaces cerveau-ordinateur :
Ces technologies, permettant une communication directe entre le cerveau et les appareils externes, ont progressé, offrant de l'espoir pour les patients paralysés ou souffrant de maladies dégénératives.

7. Microbiome et cerveau :
La recherche a mis en évidence des liens entre le microbiome intestinal et le cerveau, ouvrant des voies pour de nouvelles thérapies potentielles pour des maladies comme la sclérose en plaques ou la maladie de Parkinson.

8. Traumatismes crâniens :
L'importance des conséquences à long terme des traumatismes crâniens, notamment en ce qui concerne le risque de démence ou de maladies neurodégénératives, est devenue de plus en plus claire.

9. Neuroimagerie :
Des techniques d'imagerie avancées, comme l'IRM fonctionnelle à haute résolution, ont permis de visualiser le cerveau en action avec une précision sans précédent.

10. Thérapies à base de cellules souches :
Des essais cliniques ont évalué le potentiel des cellules souches dans la régénération des tissus endommagés, en particulier dans les lésions de la moelle épinière.

Les avancées en neurologie se font à un rythme rapide. Pour rester à jour, il est crucial pour les professionnels de suivre régulièrement les publications dans les revues scientifiques majeures, d'assister à des conférences et de collaborer avec des experts du domaine.

L'impact des technologies innovantes (ex. télémédecine, intelligence artificielle)

L'impact des technologies innovantes en neurologie est considérable et transforme la manière dont les soins sont prodigués et les maladies sont diagnostiquées et traitées. Les applications de la télémédecine et de l'intelligence artificielle (IA) en sont des exemples frappants. Découvrons ensemble comment ces technologies influencent le paysage neurologique.

Télémédecine :
L'adoption rapide de la télémédecine a été accélérée par des événements mondiaux, notamment la pandémie de COVID-19. En neurologie, cela a été particulièrement bénéfique pour :
- **Consultations à distance** : Les patients atteints de maladies neurologiques, en particulier ceux qui résident dans des régions éloignées, peuvent accéder à des spécialistes sans avoir à voyager.
- **Télé-AVC** : La capacité d'évaluer rapidement un patient suspecté d'avoir un AVC et de collaborer avec des centres spécialisés peut faire la différence en termes de résultats pour le patient.

- **Suivi des patients** : La télémédecine permet de suivre régulièrement les patients atteints de maladies chroniques comme la maladie de Parkinson ou l'épilepsie, sans qu'ils aient besoin de se déplacer fréquemment.

Intelligence Artificielle (IA) :
L'IA, avec ses capacités d'apprentissage automatique, apporte une révolution dans le diagnostic, le traitement et la recherche en neurologie.

- **Neuroimagerie** : Les algorithmes d'IA peuvent détecter de subtiles anomalies sur les images du cerveau, parfois bien avant qu'elles ne soient visibles à l'œil humain. Cela peut être crucial pour le diagnostic précoce de maladies comme la maladie d'Alzheimer.
- **Prédiction et personnalisation** : L'IA peut aider à prédire quel patient répondra le mieux à quel traitement, permettant une médecine plus personnalisée.
- **Détection des crises** : Pour les patients épileptiques, des dispositifs basés sur l'IA peuvent surveiller en continu et prédire une crise imminente, offrant ainsi une chance de prendre des mesures préventives.
- **Interfaces cerveau-ordinateur** : Ces dispositifs, combinés à l'IA, peuvent aider à restaurer la fonction chez les personnes paralysées ou souffrant d'autres déficits neurologiques.
- **Recherche et essais cliniques** : L'IA peut analyser rapidement de vastes ensembles de données pour trouver des patterns ou des corrélations, accélérant ainsi la recherche et la découverte de nouveaux traitements.

Implications éthiques et pratiques :
Bien que la technologie offre de nombreuses opportunités, elle pose également des défis. La confidentialité des données, la sécurité et les implications éthiques de la prise de décision automatisée sont autant de sujets qui doivent être abordés avec soin.

La formation continue des neurologues et des professionnels de santé est également essentielle pour s'adapter à cette nouvelle ère technologique. Ils doivent non seulement comprendre comment utiliser efficacement ces outils, mais aussi en connaître les limites.
En somme, la convergence de la neurologie avec la télémédecine et l'IA promet des avancées rapides en termes de soins aux patients et de recherche. Cependant, cette transition doit être gérée avec précaution pour garantir la sécurité, l'éthique et l'efficacité des nouvelles méthodes.

La neurologie de demain : perspectives et défis

La neurologie, comme beaucoup d'autres domaines médicaux, est à la croisée des chemins. Avec les avancées technologiques rapides, les progrès dans la compréhension des mécanismes sous-jacents des maladies neurologiques et la globalisation des soins de santé, les perspectives sont passionnantes, mais elles s'accompagnent également de nouveaux défis. Pénétrons dans le futur de la neurologie pour découvrir ce qui nous attend.

1. La médecine personnalisée:
Les avancées dans le séquençage génomique et l'analyse de données promettent des traitements plus personnalisés. En fonction de leur génétique, de leur mode de vie et

d'autres facteurs, les traitements pourraient être adaptés à l'individu pour maximiser l'efficacité et minimiser les effets secondaires.

2. Thérapies régénératives:
Les cellules souches et les thérapies géniques offrent l'espoir de restaurer la fonction dans les maladies neurodégénératives et après des lésions traumatiques du système nerveux.

3. La réalité augmentée et la réalité virtuelle:
Ces technologies pourraient transformer la réhabilitation neurologique, offrant des simulations immersives pour aider à restaurer la fonction motrice ou cognitive après un AVC, un traumatisme crânien ou d'autres affections.

4. Les dispositifs implantables:
Au-delà des stimulateurs cérébraux profonds utilisés dans la maladie de Parkinson, on pourrait voir des dispositifs qui améliorent la mémoire, aident à la vision ou rétablissent d'autres fonctions neurologiques.

5. Neuroéthique:
Avec toutes ces avancées vient une nouvelle série de questions éthiques. Qui a accès à ces traitements? Comment traiter les données sensibles des patients? Et dans quelle mesure devrions-nous intervenir dans le fonctionnement naturel du cerveau humain?

6. L'économie de la santé:
À mesure que les traitements deviennent plus sophistiqués, ils deviennent également plus coûteux. Comment les systèmes de santé, les compagnies d'assurance et les patients eux-mêmes géreront-ils ces coûts?

7. Collaboration interdisciplinaire:
La neurologie ne peut plus fonctionner dans une bulle. La collaboration avec d'autres disciplines médicales, ainsi qu'avec des domaines tels que l'informatique, la robotique, et même les sciences sociales, sera cruciale.

8. Éducation et formation:
Les neurologues et autres professionnels de la santé devront constamment mettre à jour leurs compétences et connaissances, non seulement en neurologie, mais aussi en technologie, éthique, et communication.

9. Accès global aux soins:
La disparité dans l'accès aux soins neurologiques, en particulier dans les pays à faible et moyen revenu, est une préoccupation majeure. Comment garantir que les avantages des avancées en neurologie profitent à tous, indépendamment de la géographie ou de la richesse?

10. Environnement et neurologie:
Avec les changements climatiques et les préoccupations environnementales, des maladies émergentes et des défis pour la santé neurologique pourraient survenir.

La neurologie de demain offre d'incroyables opportunités pour améliorer la vie des patients. Cependant, chaque avancée apporte son propre ensemble de défis. Pour les relever, il faudra une vision éclairée, une collaboration sans précédent et un engagement envers l'éthique et l'équité. La neurologie est sur le point de vivre une révolution, et nous devons être prêts à naviguer dans ses eaux souvent inexplorées.

Chapitre 12:
L'IMPORTANCE
DU TRAVAIL INTERDISCIPLINAIRE

Collaborer
avec d'autres spécialités médicales

La neurologie, bien que centrée sur le diagnostic et le traitement des maladies du système nerveux, ne fonctionne pas en vase clos. En réalité, la prise en charge des patients en neurologie nécessite souvent une collaboration étroite avec d'autres spécialités médicales pour offrir des soins globaux et holistiques. Abordons comment cette collaboration se manifeste dans le quotidien d'un neurologue et pourquoi elle est cruciale pour des soins optimaux.

Cardiologie:
Les troubles cardiovasculaires ont des implications directes sur la santé neurologique. Par exemple, un patient ayant subi un accident vasculaire cérébral (AVC) nécessite une collaboration avec un cardiologue pour gérer les facteurs de risque, tels que l'arythmie ou l'hypertension, qui peuvent avoir contribué à l'AVC.

Psychiatrie:
Les maladies neurologiques peuvent souvent avoir des manifestations psychiatriques. Par exemple, la dépression est courante chez les patients atteints de la maladie de Parkinson. Une collaboration avec la psychiatrie peut aider à diagnostiquer et à traiter ces symptômes.

Neurochirurgie:
Certains troubles, comme les tumeurs cérébrales ou les anévrismes, peuvent nécessiter une intervention chirurgicale. Les neurologues travaillent souvent main dans la main avec des neurochirurgiens pour discuter des meilleures options pour le patient.

Radiologie:
La neuro-imagerie est fondamentale pour diagnostiquer de nombreuses maladies neurologiques. Les neurologues collaborent avec des radiologues pour interpréter les images IRM, CT, PET et autres.

Rhumatologie:
Les maladies auto-immunes, comme la sclérose en plaques, chevauchent souvent la rhumatologie et la neurologie. Une gestion conjointe peut bénéficier aux patients.

Endocrinologie:
Les déséquilibres hormonaux peuvent influencer ou imiter les maladies neurologiques. Les troubles de la thyroïde, par exemple, peuvent causer des neuropathies ou des myopathies.

Génétique médicale:
De nombreuses maladies neurologiques ont une composante génétique. Collaborer avec des généticiens médicaux peut aider à identifier les risques, à conseiller les patients et à orienter les traitements.

Rééducation et réadaptation:
Après des événements tels qu'un AVC ou des lésions cérébrales traumatiques, les patients peuvent nécessiter une physiothérapie, une ergothérapie ou une orthophonie pour retrouver leurs fonctions. Les neurologues travaillent étroitement avec ces professionnels pour garantir une récupération optimale.

Gérontologie:
Avec l'âge, les maladies neurodégénératives comme Alzheimer deviennent plus courantes. La collaboration avec les gérontologues peut aider à gérer les défis spécifiques aux patients âgés.

La collaboration interdisciplinaire permet une prise en charge globale, où chaque spécialiste apporte son expertise unique pour offrir le meilleur soin possible au patient. Cela exige une communication ouverte, le respect des contributions de chacun et une volonté constante de mettre le patient au centre des préoccupations. Dans le paysage médical complexe d'aujourd'hui, le travail en équipe est plus crucial que jamais.

La complémentarité des rôles au sein de l'équipe

La prise en charge d'un patient, en particulier dans un domaine aussi complexe que la neurologie, est loin d'être l'effort d'un seul individu. Au lieu de cela, elle nécessite une coordination fluide et complémentaire entre différents professionnels de santé. Chaque membre de l'équipe joue un rôle distinct, et c'est la synergie de leurs compétences qui assure une prise en charge globale du patient. Explorons la complémentarité de ces rôles au sein d'une équipe de neurologie.

1. Neurologues:
Ce sont souvent les "chefs d'orchestre" qui diagnostiquent les maladies neurologiques, proposent des plans de traitement et supervisent la prise en charge globale du patient.

2. Infirmiers spécialisés en neurologie:
Ils sont souvent les premiers intervenants en cas de changement de l'état du patient. Ils administrent les médicaments, surveillent les signes vitaux, éduquent les patients et leurs familles et servent de pont entre le patient et le neurologue.

3. Neurochirurgiens:
Ils interviennent lorsque le traitement chirurgical est nécessaire, que ce soit pour enlever une tumeur, traiter un anévrisme ou implanter un dispositif.

4. Radiologues:
Essentiels pour l'imagerie du cerveau et de la colonne vertébrale, ils fournissent des interprétations détaillées des images qui guident le diagnostic et le traitement.

5. Physiothérapeutes:
Ils travaillent avec les patients pour améliorer la mobilité, renforcer les muscles et retrouver les fonctions perdues suite à une affection neurologique.

6. Orthophonistes:
Cruciaux pour les patients ayant des problèmes de parole ou de déglutition, souvent après un AVC.

7. Ergothérapeutes:
Ils aident les patients à retrouver leur autonomie dans les activités quotidiennes, que ce soit l'habillage, la cuisine ou le travail.

8. Psychologues et psychiatres:
Ils adressent les aspects émotionnels et mentaux des maladies neurologiques, offrant du soutien, des stratégies d'adaptation et, si nécessaire, un traitement.

9. Travailleurs sociaux:
Ils aident à naviguer dans les défis non médicaux, comme la planification de la sortie, l'accessibilité du domicile et les questions financières.

10. Pharmaciens:
Ils conseillent sur l'administration de médicaments, les interactions possibles et les effets secondaires.

11. Nutritionnistes:
Certains troubles neurologiques peuvent nécessiter des ajustements alimentaires ou des régimes spécifiques. Les nutritionnistes guident ces changements pour assurer une santé optimale.

La beauté réside dans la manière dont ces rôles s'entrecroisent et se complètent. Par exemple, lorsqu'un patient se remet d'un AVC, il peut avoir besoin d'un neurologue pour gérer son traitement médical, d'un physiothérapeute pour retrouver sa mobilité, d'un orthophoniste pour l'aider à parler à nouveau, et d'un travailleur social pour organiser les soins à domicile.

Cette complémentarité garantit que chaque aspect du bien-être du patient est pris en compte. Elle reflète une vision holistique de la santé, où le patient est vu dans sa totalité, et non seulement à travers le prisme de sa maladie. Il s'agit d'une approche véritablement patient-centrée, où le but n'est pas seulement de traiter une maladie, mais de restaurer la qualité de vie.

Les bénéfices
d'une approche holistique des soins

L'approche holistique des soins médicaux est née de la prise de conscience que les êtres humains ne sont pas simplement des agrégats de symptômes et de maladies, mais des entités complexes, interconnectées, qui nécessitent une attention portée à toutes leurs facettes pour être réellement soignées. Loin de n'être qu'un concept philosophique, cette approche apporte des avantages tangibles dans la prise en charge des patients, en particulier dans des domaines aussi sensibles que la neurologie. Décortiquons ensemble ces bénéfices.

1. Soins individualisés:
Chaque individu est unique, avec ses propres antécédents, son propre environnement et ses propres expériences de vie. L'approche holistique reconnaît cette unicité et ajuste les soins en fonction, garantissant que chaque patient reçoit le traitement le mieux adapté à sa situation.

2. Prise en compte du bien-être émotionnel et mental:
En se concentrant uniquement sur le problème médical physique, on peut passer à côté de la détresse émotionnelle et mentale. Une approche holistique veille à ce que ces aspects soient également adressés, ce qui peut avoir un impact profond sur la guérison et la qualité de vie.

3. Promotion de la prévention:
Plutôt que de se concentrer uniquement sur le traitement des maladies existantes, l'approche holistique souligne également l'importance de la prévention, en abordant des éléments tels que le mode de vie, la nutrition et la gestion du stress.

4. Intégration des médecines complémentaires:
De nombreux patients trouvent un soulagement ou un soutien dans des thérapies complémentaires comme l'acupuncture, la méditation ou la phytothérapie. L'approche holistique reconnaît et intègre ces thérapies lorsque cela est jugé bénéfique.

5. Amélioration de la relation patient-soignant:
En cherchant à comprendre le patient dans son intégralité, une relation plus profonde et plus significative est souvent établie entre le patient et le soignant. Cela peut améliorer la communication, renforcer la confiance et, finalement, améliorer les résultats des soins.

6. Gestion des symptômes complexes:
Certains symptômes ne peuvent pas être facilement expliqués par une cause physique unique. Une vision holistique peut aider à identifier et à traiter des causes sous-jacentes ou interconnectées qui pourraient être négligées dans une approche plus réductrice.

7. Renforcement de l'autonomie du patient:
L'approche holistique encourage souvent les patients à prendre une part active dans leur propre guérison, en les éduquant et en les impliquant dans les décisions thérapeutiques.

8. Réduction des réadmissions et des complications:
En abordant les causes profondes et en intégrant diverses modalités de traitement, l'approche holistique peut réduire les chances de récidive ou de complications ultérieures.

9. Satisfaction accrue des patients:
Les patients qui se sentent écoutés, compris et pris en charge dans toutes les dimensions de leur être ont tendance à être plus satisfaits de leurs soins.

En fin de compte, l'approche holistique reflète une vision élargie de la santé, reconnaissant que notre bien-être est le produit d'une multitude de facteurs interdépendants. En intégrant cette vision dans la pratique médicale, on peut espérer non seulement traiter la maladie, mais aussi promouvoir une santé véritable et durable.

Chapitre 13:
SANTÉ ET BIEN-ÊTRE
DE L'INFIRMIER EN NEUROLOGIE

Reconnaître
et prévenir l'épuisement professionnel

L'épuisement professionnel, souvent appelé "burnout", est un syndrome résultant d'un stress chronique au travail qui n'a pas été géré de manière adéquate. Il est particulièrement répandu dans les métiers de la santé, où les travailleurs sont souvent confrontés à des situations émotionnellement chargées, à des horaires longs et irréguliers, et à une pression constante pour fournir des soins de haute qualité. Reconnaître les signes précoces et mettre en place des mesures préventives est crucial pour garantir le bien-être des soignants et la qualité des soins aux patients.

Reconnaître les signes de l'épuisement professionnel:
- **Épuisement émotionnel** : Sentiment d'être vidé, épuisé par le travail, sans énergie ou enthousiasme pour commencer une nouvelle journée.
- **Dépersonnalisation** : Le développement d'un sentiment de distance ou de cynisme envers le travail, les collègues ou les patients.
- **Diminution du sentiment d'accomplissement personnel** : Sentiment que ce que l'on fait n'a pas d'importance ou n'apporte pas de valeur, ou perception d'une diminution des compétences professionnelles.
- **Symptômes physiques** : Troubles du sommeil, maux de tête, troubles digestifs, douleurs

musculaires, et augmentation de la susceptibilité aux maladies.

- **Changement d'humeur** : Irritabilité, tristesse, apathie ou même symptômes dépressifs.
- **Retrait** : Diminution de l'engagement social ou professionnel, évitement des responsabilités, ou augmentation des absences au travail.

Mesures préventives contre l'épuisement professionnel:

- **Équilibre travail-vie personnelle** : Encourager et respecter un équilibre entre le temps de travail et le temps personnel, permettant la récupération et la relaxation.
- **Soutien social** : Créer un environnement de travail où les collègues se soutiennent mutuellement, partagent des expériences et trouvent du réconfort dans la camaraderie.
- **Supervision et mentorat** : Pour les nouveaux employés ou ceux qui sont confrontés à de nouveaux défis, avoir un mentor ou une supervision régulière peut aider à naviguer dans les défis professionnels.
- **Formation à la gestion du stress** : Cela peut inclure des techniques de relaxation, de méditation, ou même des pratiques telles que le yoga ou le tai chi.
- **Reconnaissance et valorisation** : Se sentir valorisé et apprécié dans son rôle peut faire une énorme différence dans la perception du travail.
- **Possibilité de feedback** : Fournir des canaux où les employés peuvent exprimer leurs préoccupations, leurs suggestions ou leurs frustrations.
- **Limitation des heures supplémentaires** : Veiller à ce que le personnel ne soit pas constamment surchargé, et s'assurer qu'il y a suffisamment de temps de récupération entre les quarts de travail.

- **Ressources de santé mentale** : Fournir un accès à des services de conseil ou à des programmes de soutien en santé mentale pour le personnel.
- **Formation continue** : Investir dans la formation continue du personnel pour qu'ils se sentent compétents et à jour dans leurs compétences.
- **Prendre des pauses** : Des pauses régulières pendant la journée pour se détendre, prendre l'air, ou simplement se déconnecter pendant quelques minutes peuvent être revitalisantes.

La reconnaissance et la prévention de l'épuisement professionnel sont essentielles non seulement pour le bien-être des professionnels de santé, mais aussi pour garantir une prise en charge optimale des patients. Un soignant épuisé est moins efficace, plus susceptible de commettre des erreurs et peut potentiellement nuire à la qualité des soins fournis. En investissant dans le bien-être des soignants, on investit également dans la santé et le bien-être des patients qu'ils servent.

Stratégies de gestion du stress

La gestion du stress est un élément clé pour garantir le bien-être mental et physique des soignants, notamment dans le domaine exigeant de la neurologie. Le stress non maîtrisé peut entraîner une diminution des performances, une plus grande susceptibilité aux erreurs, et à long terme, des problèmes de santé chroniques. Ainsi, mettre en place des stratégies efficaces de gestion du stress est crucial pour la santé des soignants et la qualité des soins prodigués aux patients.

Méthodes cognitives et comportementales:
- **Reconnaissance de ses propres signaux de stress** : Prendre le temps de s'auto-évaluer

régulièrement pour reconnaître les premiers signes de stress. Cela permet de prendre des mesures avant que le stress ne devienne écrasant.

- **Révision des attentes** : S'efforcer de fixer des attentes réalistes pour soi-même et les autres, éviter la perfection à tout prix.
- **Gestion du temps** : Organiser et prioriser les tâches pour éviter de se sentir submergé. Établir des listes, définir des priorités et déléguer lorsque c'est possible.
- **Réflexion et remise en question des pensées négatives** : Lorsqu'on se surprend à penser négativement, il est important de défier ces pensées et de les remplacer par des affirmations positives.

Techniques de relaxation:
- **Respiration profonde** : La simple action de prendre plusieurs respirations profondes peut aider à réduire le sentiment d'anxiété.
- **Méditation et pleine conscience (mindfulness)** : Ces techniques aident à se concentrer sur le moment présent, à diminuer les pensées intrusives et à se détendre.
- **Techniques de visualisation** : Imaginer un lieu ou une situation apaisante peut aider à se détendre mentalement.
- **Exercices d'étirement** : Même quelques étirements simples peuvent aider à relâcher la tension musculaire.

Habitudes de vie:
- **Exercice physique régulier** : L'activité physique libère des endorphines, des substances chimiques du cerveau qui agissent comme des analgésiques naturels.

- **Alimentation équilibrée** : Une alimentation saine peut aider à réguler l'humeur et à renforcer la résilience face au stress.
- **Sommeil suffisant** : Le sommeil est essentiel pour la récupération physique et mentale.
- **Limiter la caféine et le sucre** : Ces stimulants peuvent augmenter l'anxiété.

Soutien social et émotionnel:
- **Parler à quelqu'un de confiance** : Discuter de ses préoccupations avec un collègue, un ami, un membre de la famille ou un professionnel peut aider à mettre les choses en perspective.
- **Participation à des groupes de soutien** : Parfois, partager ses expériences avec d'autres personnes dans la même situation peut être bénéfique.
- **Loisirs** : Trouver du temps pour des activités que l'on aime peut être une bouffée d'oxygène.
- **Vacances** : Même une courte pause du travail peut aider à se ressourcer.
- **Séances avec un thérapeute ou un conseiller** : Pour certains, parler à un professionnel peut fournir des outils et des stratégies supplémentaires pour gérer le stress.

Le stress est une réponse naturelle aux défis et aux pressions de la vie quotidienne, mais sa gestion efficace est essentielle pour la santé et le bien-être. Chacun est différent, et ce qui fonctionne pour une personne peut ne pas fonctionner pour une autre. Il est donc important d'expérimenter différentes stratégies pour trouver celles qui sont les plus efficaces pour soi.

L'équilibre
vie professionnelle-vie personnelle

L'équilibre entre la vie professionnelle et la vie personnelle est une préoccupation majeure pour de nombreux professionnels, en particulier dans des domaines exigeants tels que la neurologie. Ce n'est pas simplement une question de bien-être individuel, bien que cela soit crucial, mais aussi une question de qualité des soins prodigués aux patients. Un soignant épuisé, surmené, ou émotionnellement épuisé ne peut pas offrir les meilleurs soins possibles.

Pourquoi l'équilibre est-il si crucial?
En neurologie, comme dans de nombreux autres domaines de la médecine, les journées peuvent être longues, les cas complexes et les émotions fortes. Il y a la peine de voir un patient souffrir, le stress des urgences imprévues, la pression de rester à jour avec les dernières recherches et techniques, et bien d'autres facteurs qui peuvent rendre ce métier particulièrement éprouvant.

De plus, à l'extérieur de l'hôpital ou de la clinique, la vie continue. Les infirmiers ont des familles, des amis, des passions et des loisirs qui exigent également leur attention et leur énergie. Ignorer l'un de ces aspects de la vie au profit de l'autre peut entraîner une perte de sens, du ressentiment, de l'épuisement ou même des problèmes de santé mentale.

Trouver l'équilibre:
* **Prioriser**: Il est essentiel de déterminer ce qui est vraiment important dans sa vie et de consacrer du temps à ces priorités. Cela pourrait signifier refuser des heures supplémentaires, déléguer certaines tâches ou demander de l'aide lorsque c'est nécessaire.

- **Fixer des limites**: Il est crucial de définir clairement ce que l'on est prêt à accepter ou non dans son travail. Cela pourrait signifier ne pas répondre aux e-mails professionnels à la maison ou prendre régulièrement des pauses pendant la journée de travail.
- **Prendre soin de soi**: Les soins personnels ne sont pas un luxe, mais une nécessité. Cela pourrait signifier faire de l'exercice, méditer, lire, ou toute autre activité qui recharge les batteries.
- **Demander de l'aide**: Parfois, malgré tous les efforts, l'équilibre peut être difficile à maintenir. Dans ces moments, il est essentiel de chercher du soutien, que ce soit auprès de collègues, de mentors, de thérapeutes ou de coaches.
- **Faire preuve de flexibilité**: La vie change, et les besoins et les priorités d'un individu aussi. Il est crucial de revoir et d'ajuster régulièrement son équilibre vie professionnelle-vie personnelle pour refléter ces changements.

Trouver l'équilibre entre la vie professionnelle et la vie personnelle n'est pas toujours facile, surtout dans un domaine aussi exigeant que la neurologie. Cependant, avec de la réflexion, du soutien, et une attention constante à ses besoins et à ses priorités, il est possible de trouver un équilibre qui fonctionne pour soi et pour ses patients.

Chapitre 14:
ÉVOLUTION PROFESSIONNELLE ET DÉVELOPPEMENT DES COMPÉTENCES

La formation continue en neurologie

La formation continue en neurologie
La médecine, dans sa quête incessante de compréhension et d'amélioration, évolue constamment. En neurologie, où l'on explore l'un des systèmes les plus complexes du corps humain, cette évolution est d'autant plus rapide et profonde. Dans ce contexte, la formation continue est non seulement recommandée mais essentielle pour tout professionnel, et en particulier pour l'infirmier spécialisé en neurologie.

L'impératif de la mise à jour
La neurologie, comme beaucoup d'autres disciplines médicales, est caractérisée par une abondance de recherches et de découvertes. Que ce soit de nouvelles techniques d'imagerie, des avancées dans le traitement des maladies neurodégénératives ou l'élucidation des mystères de la cognition, le champ s'élargit constamment. Pour l'infirmier, rester à jour signifie pouvoir offrir les meilleurs soins possibles, en utilisant les techniques les plus avancées et les traitements les plus efficaces.

Les modalités de la formation continue
- **Séminaires et conférences**: Ces rencontres permettent non seulement d'apprendre, mais aussi de discuter, d'échanger des expériences avec des pairs et des experts du domaine.
- **Publications spécialisées**: Les revues et journaux de neurologie sont des sources inestimables

d'informations sur les dernières recherches et découvertes.

- **Ateliers pratiques**: Ces sessions permettent aux infirmiers de se familiariser avec de nouvelles techniques ou équipements.
- **E-learning**: Avec l'avènement des technologies numériques, de nombreux modules de formation en ligne sont disponibles, permettant une flexibilité dans l'apprentissage.
- **Certifications spécialisées**: Obtenir une certification dans une sous-spécialité de la neurologie peut non seulement approfondir les connaissances, mais aussi valoriser le professionnalisme de l'infirmier.

L'importance de la curiosité professionnelle
Au-delà des connaissances techniques, la formation continue cultive une curiosité professionnelle, indispensable dans un domaine aussi complexe que la neurologie. Cette curiosité pousse l'infirmier à poser des questions, à chercher des solutions, à se remettre en question, et finalement, à offrir des soins de meilleure qualité.

La formation continue en neurologie est une démarche proactive pour rester à la pointe de la discipline. Elle assure que l'infirmier ne se repose pas sur ses acquis, mais cherche constamment à améliorer sa pratique, pour le bénéfice de ses patients et pour l'avancement de sa carrière. En fin de compte, dans le monde dynamique et en constante évolution de la neurologie, l'apprentissage est vraiment un voyage sans fin.

Intégration des nouvelles technologies

Intégration des nouvelles technologies en neurologie
La neurologie, comme beaucoup d'autres branches de la médecine, est en constante évolution grâce à l'avènement de nouvelles technologies. Ces innovations, allant de l'IA aux dispositifs médicaux de pointe, ont considérablement transformé la prise en charge des patients, le diagnostic et le traitement des affections neurologiques. L'intégration de ces technologies ne se fait pas sans défis, mais elle ouvre la voie à des soins plus précis, plus efficaces et parfois moins invasifs.

L'avènement de l'imagerie avancée
La neurologie a toujours dépendu de techniques d'imagerie pour visualiser le cerveau et le système nerveux. Aujourd'hui, grâce aux progrès technologiques, des techniques comme l'IRM fonctionnelle, la tomographie par émission de positrons (TEP) et la magnétoencéphalographie offrent des vues détaillées de l'activité cérébrale, permettant une compréhension plus approfondie des pathologies.

L'ère de l'intelligence artificielle (IA)
L'IA et le machine learning ont trouvé leur place en neurologie, notamment dans l'interprétation des scans cérébraux, la prédiction de l'évolution des maladies ou encore la personnalisation des traitements. Des algorithmes peuvent aujourd'hui détecter des anomalies subtiles dans les images cérébrales, parfois avant même que les symptômes ne se manifestent.

Télémédecine et soins à distance
La pandémie de COVID-19 a amplifié le recours à la télémédecine. Pour les patients atteints de maladies neurologiques, cela a permis des consultations régulières

sans le stress et la fatigue du déplacement, surtout pour ceux à mobilité réduite.

Dispositifs médicaux connectés
Des appareils comme les électroencéphalogrammes portables, les wearables suivant les paramètres neurologiques, ou encore les pompes à médicaments programmables offrent un suivi en temps réel des patients, permettant d'ajuster les traitements en fonction des besoins spécifiques.

Chirurgie assistée par robot
Dans des procédures délicates comme la chirurgie du cerveau, les robots assistés par IA permettent une précision inégalée, minimisant les risques et améliorant les outcomes post-opératoires.

Défis et considérations éthiques
Si ces technologies offrent de nouvelles possibilités, elles viennent également avec leur lot de défis. Les questions de confidentialité des données, d'équité dans l'accès aux soins et de formation adéquate des professionnels de santé sont au cœur des préoccupations. De plus, la dépendance excessive à la technologie peut risquer d'éclipser l'importance de l'examen clinique et de l'interaction humaine.

L'intégration des nouvelles technologies en neurologie est un voyage passionnant qui offre des opportunités incroyables d'améliorer la prise en charge des patients. Pour l'infirmier, cela signifie une formation continue, une adaptation et une curiosité toujours renouvelées. Mais avec ces outils à portée de main, le potentiel d'offrir des soins de qualité supérieure n'a jamais été aussi grand.

L'importance de la recherche en neurologie pour l'infirmier

L'importance de la recherche en neurologie pour l'infirmier
La recherche en neurologie est une dynamique en constante évolution, cherchant à démystifier les complexités du système nerveux, à élucider les mécanismes des maladies neurologiques et à développer de nouveaux traitements et interventions. Pour l'infirmier en neurologie, la recherche est bien plus qu'une simple actualité scientifique : elle est un pilier essentiel de sa pratique clinique et un facteur clé dans l'amélioration des soins prodigués aux patients.

Éclairer la pratique clinique
Les découvertes issues de la recherche fournissent des évidences scientifiques qui guident les soins infirmiers. Elles offrent des réponses basées sur des données probantes sur les meilleures interventions, les nouvelles thérapies et même les meilleures manières de communiquer avec les patients. En s'engageant dans la recherche, l'infirmier peut donc affiner sa pratique pour offrir des soins plus efficaces et centrés sur le patient.

Anticiper et s'adapter aux évolutions
Le domaine de la neurologie évolue rapidement. L'infirmier qui est à jour avec les recherches actuelles est mieux préparé pour anticiper les besoins futurs de ses patients, s'adapter à de nouveaux protocoles et intégrer de nouvelles technologies ou méthodes de traitement.

Améliorer la qualité des soins
La recherche offre des informations cruciales sur les résultats des patients, permettant ainsi d'identifier les meilleures pratiques, de reconnaître les domaines nécessitant une amélioration et d'initier des changements pour améliorer la qualité et la sécurité des soins.

Contribuer à la profession

L'infirmier n'est pas seulement un consommateur de recherche, mais peut également être un acteur clé dans sa réalisation. En participant à des études, en recueillant des données ou même en initiant des projets de recherche, l'infirmier contribue à l'avancement de la profession, enrichissant ainsi les connaissances en soins infirmiers en neurologie.

Plaider pour les patients

Avoir une compréhension approfondie de la recherche permet à l'infirmier de plaider en faveur des besoins et des intérêts des patients. Il peut conseiller sur les traitements les plus appropriés, éduquer les patients sur les options disponibles, et même influencer les politiques et les pratiques au sein des institutions médicales.

La recherche en neurologie est inestimable pour l'infirmier. Elle renforce sa pratique, l'outille pour des soins optimaux et le positionne comme un acteur majeur dans l'amélioration des soins neurologiques. En embrassant la recherche et en s'engageant activement dans cette quête de connaissances, l'infirmier en neurologie ne fait pas que suivre le progrès ; il le façonne.

Chapitre 15:
TÉMOIGNAGES ET ÉTUDES DE CAS

Cas concrets
vécus par des infirmiers en neurologie

1. Une connexion inattendue :

Sarah, une jeune infirmière en neurologie, a été affectée à M. Dupont, un homme de 60 ans récemment diagnostiqué avec la maladie de Parkinson. Malgré les tremblements et la rigidité, ce qui a le plus touché Sarah était l'isolement émotionnel de M. Dupont. Un jour, elle a apporté une vieille guitare et a encouragé M. Dupont à jouer, se souvenant qu'il lui avait parlé de son amour pour la musique. Les sessions musicales sont devenues une routine, non seulement aidant M. Dupont à améliorer sa motricité fine, mais également à renouer avec une passion oubliée, réduisant ainsi ses symptômes dépressifs.

2. L'importance de l'écoute :

Marc, infirmier chevronné, s'occupait de Mme Lefevre, atteinte d'une sclérose en plaques avancée. Un matin, alors qu'elle semblait particulièrement distraite, Marc s'est assis à ses côtés, lui tenant la main. Après un long silence, Mme Lefevre a confié sa peur de devenir un fardeau pour sa famille. En prenant le temps d'écouter et de rassurer, Marc a pu organiser des sessions de thérapie familiale pour aborder ces préoccupations, renforçant ainsi les liens familiaux.

3. Un signe qui ne trompe pas :

Élise avait toujours été douée pour observer les petits détails chez ses patients. Un jour, en faisant le tour des chambres, elle a remarqué un léger affaissement du visage de M. Bernard, un patient autrement en bonne santé. Reconnaissant cela comme un signe potentiel d'AVC, elle a immédiatement alerté l'équipe médicale. Ses actions rapides ont conduit à une intervention immédiate, minimisant les dommages cérébraux et offrant à M. Bernard une meilleure chance de récupération.

4. La découverte d'une vocation :
Julien, initialement infirmier en cardiologie, a été temporairement muté en neurologie en raison d'un manque de personnel. Durant son séjour, il a été profondément touché par la complexité des soins et le défi intellectuel que représente la compréhension du système nerveux. Un patient atteint d'épilepsie, en particulier, l'a inspiré par sa résilience. Face à une crise inattendue, Julien a suivi les procédures, rassurant le patient tout au long de l'épisode. Cette expérience l'a poussé à se spécialiser en neurologie, reconnaissant la profondeur et la richesse de cette spécialité.

Chaque jour, les infirmiers en neurologie sont confrontés à des défis qui nécessitent non seulement une expertise clinique, mais aussi une profonde compassion, une écoute active et une adaptabilité. Ces cas concrets montrent la profondeur de leur impact, faisant la différence dans la vie de leurs patients à travers des gestes simples, une observation attentive ou une action décisive.

Leçons tirées de situations complexes

Le service de neurologie, avec ses mystères et ses défis, offre de nombreuses situations qui testent les compétences, la résilience et l'empathie des soignants. Ces situations, bien que difficiles, offrent aussi d'inestimables leçons pour les infirmiers. Voici quelques leçons tirées de ces moments complexes.

1. Chaque patient est unique :
Lorsque Caroline a commencé à travailler en neurologie, elle a vite appris que deux patients présentant la même maladie pouvaient réagir de manière très différente. Un patient avec une maladie de Parkinson peut être optimiste et combatif, tandis qu'un autre peut sombrer dans la dépression. La leçon ? Il est essentiel d'aborder chaque patient comme un individu et de personnaliser les soins.

2. La patience est essentielle :
Alexandre, infirmier, a eu du mal à communiquer avec un patient souffrant d'aphasie suite à un AVC. Après plusieurs tentatives frustrantes de comprendre les besoins du patient, Alexandre a réalisé qu'il devait ralentir, faire preuve de patience et utiliser des méthodes non verbales pour établir une connexion. Cette expérience lui a enseigné l'importance de la patience en neurologie, où les déficits de communication sont courants.

3. L'importance de travailler en équipe :
Sophie s'est trouvée dépassée par un patient atteint de sclérose en plaques dont les symptômes s'aggravaient rapidement. Elle a vite compris qu'elle ne pouvait pas tout gérer seule. En collaborant étroitement avec les neurologues, les physiothérapeutes et les travailleurs sociaux, Sophie a pu créer un plan de soins intégratif pour le patient. La leçon ? La collaboration interdisciplinaire est essentielle pour répondre aux besoins complexes des patients neurologiques.

4. La flexibilité est une force :
Lorsque Éric a été confronté à un patient épileptique dont les crises ne répondaient pas aux médicaments habituels, il a dû rapidement adapter son approche. En travaillant avec l'équipe médicale, ils ont exploré d'autres options de traitement et ajusté le régime médicamenteux. Cela a renforcé chez Éric l'idée que la flexibilité et la capacité d'adaptation sont cruciales en neurologie.

5. La dignité avant tout :
Nadine se souvient d'une patiente atteinte de la maladie d'Alzheimer qui avait du mal à accomplir des tâches simples. Au lieu de faire ces tâches pour elle, Nadine a pris le temps de guider patiemment la patiente, préservant ainsi sa dignité et son autonomie. Elle a appris que même dans les moments les plus difficiles, il est essentiel de traiter chaque patient avec respect et dignité.

La neurologie est un domaine où les incertitudes abondent, et les infirmiers sont souvent confrontés à des situations où il n'y a pas de réponse claire. Toutefois, ces défis offrent également l'opportunité d'apprendre et de croître en tant que professionnel de la santé, renforçant la capacité à fournir des soins exceptionnels, même dans les situations les plus complexes.

Anecdotes et moments inspirants

L'univers de la neurologie est non seulement plein de mystères et de défis, mais il est aussi parsemé de moments touchants et inspirants. Ces anecdotes, souvent vécues au cœur du service de neurologie, rappellent pourquoi tant d'infirmiers sont passionnés par ce domaine.

1. La danse de Jeanne :
Jeanne, une dame âgée de 70 ans, souffrait de la maladie de Parkinson depuis plusieurs années. Malgré la rigidité et les tremblements, elle parlait souvent avec nostalgie de sa passion pour la danse. Un jour, l'une de ses infirmières, Léa, a mis une chanson de son époque et lui a tendu la main. Ensemble, elles ont dansé dans le couloir de l'hôpital. Jeanne, les yeux brillants, a montré que la maladie ne pouvait pas toujours voler la joie.

2. Le sourire de Samuel :

Samuel, un jeune homme de 25 ans, était en convalescence suite à un grave accident de voiture. Il était devenu tétraplégique. Chaque jour, Sarah, son infirmière, l'encourageait avec des exercices et des conversations. Un matin, Samuel a bougé son orteil. Ce petit mouvement, symbolisant l'espoir et le potentiel de récupération, a été célébré avec des larmes et des rires par tout le service.

3. Le carnet de Lucie :

Lucie, atteinte d'une tumeur au cerveau, savait qu'elle perdrait progressivement sa mémoire. Plutôt que de céder à la tristesse, elle a décidé, avec l'aide de son infirmière Claire, de créer un carnet. Chaque jour, elles y notaient des souvenirs, des histoires et des photos. Ce carnet est devenu un trésor pour Lucie et sa famille, préservant des moments précieux malgré la maladie.

4. Le retour de la voix :

Marc, suite à un AVC, avait perdu la capacité de parler. Il communiquait avec frustration à travers des gestes et des regards. Son infirmière, Fatima, a travaillé sans relâche avec lui, utilisant des exercices d'orthophonie et jouant même des enregistrements de sa propre voix. Un jour, Marc a murmuré un simple "merci". Ce mot, chargé d'émotion, a été le début de son chemin vers la récupération.

5. L'amitié inattendue :

Deux patients, Pierre et Ahmed, l'un souffrant de la maladie d'Alzheimer et l'autre d'une sclérose en plaques, sont devenus amis en chambre commune. Malgré leurs différences culturelles et la barrière de la langue, ils ont trouvé du réconfort l'un dans l'autre. Ils riaient, jouaient aux cartes, et se soutenaient mutuellement. Leur amitié a rappelé à tout le personnel que la compassion et la compréhension transcendent toutes les barrières.

Les histoires de victoires, grandes ou petites, de moments de tendresse et de résilience humaine jalonnent le parcours de chaque infirmier en neurologie. Ces anecdotes rappellent l'importance de l'empathie, de la persévérance et de l'espoir dans le monde médical, et renforcent le désir de fournir des soins avec cœur et passion.

Chapitre 16:
CONCLUSION
ET PERSPECTIVES D'AVENIR

L'impact du progrès technologique et scientifique sur la neurologie

À l'aube du 21e siècle, le domaine de la neurologie a été témoin d'une série de percées époustouflantes, toutes rendues possibles grâce au progrès technologique et scientifique. Ces avancées ont non seulement modifié la manière dont nous comprenons le cerveau, mais ont aussi influencé les approches de traitement et de prise en charge des patients.

1. La Neuro-imagerie :
L'émergence de techniques d'imagerie avancées telles que l'IRM fonctionnelle (IRMf) et la tomographie par émission de positons (TEP) a révolutionné notre compréhension du cerveau en action. Ces outils ont permis aux médecins de "voir" l'activité cérébrale en temps réel, d'identifier des zones spécifiques du cerveau responsables de différentes fonctions et de détecter des anomalies à des stades très précoces de la maladie.

2. La Neuro-modulation :
Des dispositifs tels que les stimulateurs cérébraux profonds, initialement développés pour traiter la maladie de Parkinson, ont montré un potentiel dans le traitement d'autres affections neurologiques, comme les troubles obsessionnels compulsifs ou la dépression résistante. Ces interventions, qui modifient l'activité électrique du cerveau, peuvent améliorer la qualité de vie des patients là où les médicaments ont échoué.

3. La Télémédecine :
Avec la croissance exponentielle de la technologie numérique, la télémédecine a permis aux neurologues d'atteindre des patients dans des régions reculées, offrant des consultations, des suivis et même certaines formes de thérapies à distance. Cela est particulièrement précieux pour les patients atteints de maladies dégénératives qui ont du mal à se déplacer fréquemment.

4. La Génétique et la médecine personnalisée :
La capacité de séquencer l'ADN à un coût abordable a ouvert la voie à des traitements plus personnalisés en neurologie. Des thérapies géniques ciblées sont en développement pour des maladies comme la dystrophie musculaire ou certaines formes de cécité génétique.

5. Les Interfaces Cerveau-Machine (ICM) :
Ces dispositifs, encore à leurs balbutiements, promettent de transformer la vie des patients paralysés. Grâce à eux, il est possible de transformer l'activité cérébrale en commandes pour des appareils externes, permettant par exemple à un patient tétraplégique de contrôler un exosquelette ou un ordinateur simplement par la pensée.

L'intersection du progrès technologique avec la science neurologique a conduit à une ère d'optimisme et d'innovation. Ces avancées, en plus d'améliorer la précision diagnostique et thérapeutique, renforcent l'espoir de guérir des maladies autrefois considérées comme incurables. Pour les infirmiers et l'ensemble des professionnels de santé, cela signifie une formation continue, l'adaptation à de nouveaux outils et méthodes, mais surtout, une opportunité inégalée d'améliorer la vie des patients.

Vision future du rôle de l'infirmier en neurologie

Le paysage médical mondial connaît des mutations sans précédent, et le domaine de la neurologie ne fait pas exception. À mesure que la technologie avance et que nos connaissances sur le cerveau s'élargissent, le rôle de l'infirmier en neurologie évolue également. À l'horizon, nous pouvons anticiper plusieurs tendances qui influenceront ce rôle.

1. Éducation et formation continue :
À l'ère de l'information, l'apprentissage ne s'arrête jamais. Les infirmiers devront être à l'avant-garde des nouvelles découvertes et technologies, nécessitant une formation continue et des mises à jour régulières sur les dernières techniques, médicaments et interventions.

2. Spécialisation accrue :
À l'instar de la médecine elle-même, la profession infirmière verra probablement une augmentation de la sous-spécialisation. Des infirmiers spécialisés dans des domaines précis de la neurologie, tels que les troubles du mouvement, les maladies dégénératives ou les affections pédiatriques, pourraient devenir courants.

3. Intégration technologique :
Les infirmiers utiliseront de plus en plus de technologies dans leurs soins, allant de la surveillance à distance des patients à l'utilisation d'applications et de dispositifs pour améliorer la qualité de vie des patients. Cette intégration nécessitera à la fois une maîtrise technique et une capacité d'adaptation aux nouveaux outils.

4. Collaboration interdisciplinaire :
L'infirmier en neurologie collaborera de plus en plus avec une équipe diversifiée : neurologues, thérapeutes,

travailleurs sociaux, et même ingénieurs bio-médicaux. Cette collaboration interdisciplinaire sera essentielle pour assurer une prise en charge globale des patients.

5. Rôle élargi en matière de recherche :
Les infirmiers auront l'opportunité et, dans certains cas, la responsabilité, de participer activement à la recherche clinique. Leur interaction directe et continue avec les patients en fait des observateurs privilégiés des effets des traitements et des besoins non satisfaits en matière de soins.

6. Soins holistiques et préventifs :
Avec une meilleure compréhension des facteurs sociaux, environnementaux et génétiques influençant les maladies neurologiques, les infirmiers joueront un rôle accru dans la prévention des maladies et la promotion de la santé, en adoptant une approche holistique qui prend en compte la totalité de la personne.

La neurologie, comme tous les domaines de la médecine, est en constante évolution. Les infirmiers, en tant que pilier central du système de soins, doivent s'adapter et évoluer en conséquence. Bien que les défis soient nombreux, l'avenir promet également de vastes opportunités pour les infirmiers de renforcer leur impact, d'élargir leurs compétences et de jouer un rôle clé dans l'amélioration de la qualité de vie des patients neurologiques.

Encourager la nouvelle génération

La neurologie, l'un des domaines les plus fascinants et en constante évolution de la médecine, promet de belles opportunités pour la prochaine génération d'infirmiers. Mais, comme pour toute profession exigeante, il est essentiel d'encourager, d'inspirer et de soutenir les aspirants infirmiers en neurologie pour qu'ils atteignent leur plein potentiel.

1. Valoriser la passion et la curiosité :
Chaque futur infirmier en neurologie porte en lui une flamme, une passion pour comprendre le fonctionnement complexe du système nerveux. Cette passion, alliée à une insatiable curiosité, est la pierre angulaire de la réussite dans ce domaine. Encourageons-les à poser des questions, à poursuivre des formations complémentaires et à ne jamais cesser d'apprendre.

2. Mettre en lumière les succès :
Les histoires inspirantes d'infirmiers qui ont fait une différence dans la vie de leurs patients, qui ont participé à des découvertes révolutionnaires ou qui ont simplement surmonté des défis personnels, peuvent servir de modèles pour les jeunes. Ces récits montrent que, malgré les obstacles, l'impact positif est à portée de main.

3. Fournir un mentorat solide :
La valeur d'un mentor dans le parcours professionnel d'un infirmier ne peut être sous-estimée. Les mentors peuvent offrir des conseils, partager leurs expériences et guider les jeunes infirmiers à travers les complexités de la neurologie.

4. Embrasser la technologie :
La génération actuelle est née dans un monde numérique. En intégrant des technologies innovantes dans la formation et la pratique, on peut non seulement améliorer les soins, mais aussi attirer et retenir l'intérêt des jeunes infirmiers.

5. Offrir des opportunités de développement professionnel :
Des ateliers, des séminaires, des bourses d'études et des stages peuvent offrir aux aspirants infirmiers les outils et les compétences nécessaires pour exceller. De telles

opportunités peuvent également leur donner un aperçu des différentes spécialisations possibles en neurologie.

6. Renforcer le sentiment d'appartenance :
Créer un environnement où chaque individu se sent valorisé, soutenu et entendu. Encourageons l'entraide, la collaboration et le partage d'expériences au sein de la communauté infirmière.

La nouvelle génération d'infirmiers en neurologie a le potentiel de repousser les frontières de ce que nous savons et de ce que nous pouvons accomplir en matière de soins. En tant que professionnels de santé, éducateurs et mentors, il est de notre devoir d'encourager, de soutenir et d'inspirer ces jeunes esprits brillants. La neurologie de demain dépend des semences que nous plantons aujourd'hui.

Glossaire des termes médicaux

Ce glossaire n'est pas exhaustif et sert uniquement d'illustration. Pour une couverture complète, une recherche plus approfondie et une collaboration avec des experts médicaux seront nécessaires.

1. Aphasie : Trouble affectant la capacité à parler ou à comprendre le langage, souvent suite à une lésion cérébrale.

2. Atrophie : Réduction de taille ou de volume d'une partie du corps, ici souvent utilisé pour décrire une diminution de la taille du cerveau ou de ses parties.

3. Axone : Prolongement des neurones servant à conduire les impulsions nerveuses.

4. Démence : Diminution progressive des capacités cognitives, interférant avec la vie quotidienne.

5. Dysarthrie : Difficulté à articuler les mots à cause d'une faiblesse musculaire.

6. EEG (Électroencéphalogramme) : Test qui mesure l'activité électrique du cerveau.

7. Encéphalopathie : Terme général pour désigner une maladie qui affecte la fonction ou la structure du cerveau.

8. Hémiparésie : Faiblesse ou paralysie d'un côté du corps.

9. IRM (Imagerie par résonance magnétique) : Technique d'imagerie utilisée pour visualiser l'intérieur du corps, notamment le cerveau.

10. Meninges : Membranes qui enveloppent le cerveau et la moelle épinière.

11. Neurone : Cellule nerveuse spécialisée dans la transmission de l'information.

12. Neurotransmetteur : Substance chimique permettant la transmission de l'influx nerveux entre les neurones.

13. Parésie : Réduction de la mobilité musculaire, allant de la faiblesse à la paralysie.

14. Synapse : Zone de jonction entre deux neurones où se transmet l'influx nerveux.

15. TDM (Tomodensitométrie) : Technique d'imagerie utilisant les rayons X pour obtenir des images détaillées du corps.

16. Tremor : Mouvement involontaire et rythmique d'une partie du corps.

17. Ventricules : Cavités du cerveau contenant le liquide céphalorachidien.

18. Myéline : Gaine entourant certains axones, facilitant la transmission de l'influx nerveux.

19. Plaque : Accumulation anormale de protéines dans le cerveau, souvent associée à la maladie d'Alzheimer.

20. Sclérose : Durcissement ou cicatrisation des tissus, comme dans la sclérose en plaques où la myéline du système nerveux central est attaquée.

Ce glossaire peut être enrichi par des ajouts d'autres termes importants spécifiques à la neurologie ou à la pratique infirmière en neurologie. Un travail en collaboration avec des spécialistes du domaine serait essentiel pour garantir précision et exhaustivité.

Ressources et lectures complémentaires

La poursuite de la formation et de l'auto-instruction est essentielle pour l'infirmier en neurologie, afin de rester à jour avec les dernières pratiques, découvertes et technologies. Voici une liste de ressources et lectures recommandées, qui peut servir comme point de départ pour enrichir ses connaissances :

Livres de référence :
Neurologie pour l'infirmier par Jane Williams - Une exploration complète des maladies neurologiques, adaptée à la pratique infirmière.
Les bases de la neurosciences par Mark F. Bear, Barry W. Connors, Michael A. Paradiso – Une introduction approfondie aux neurosciences fondamentales.
Journaux spécialisés :
The Journal of Neuroscience Nursing - Publie des articles sur les recherches actuelles, les pratiques fondées sur des preuves et les cas spécifiques relatifs aux soins neurologiques.
Neurology Clinical Practice - Propose des articles sur la pratique clinique en neurologie, y compris les soins infirmiers.
Sites web :
World Federation of Neuroscience Nurses (WFNN) - Une organisation qui soutient les infirmiers en neurosciences à travers le monde.
American Association of Neuroscience Nurses (AANN) - Propose des ressources, des formations et des informations sur les dernières recherches.
Webinaires et cours en ligne :
Neurology Nursing Certification Review - Un cours conçu pour aider les infirmiers à se préparer pour la certification en neurologie.

Coursera & edX - Ces plateformes offrent des cours sur une variété de sujets, dont la neurologie et les soins infirmiers.

Conférences et séminaires :

Annual Meeting of the European Association of Neuroscience Nurses (EANN) - Une opportunité pour apprendre, réseauter et découvrir les dernières tendances en neurologie.

International Conference on Alzheimer's & Parkinson's Diseases - Une conférence majeure pour ceux qui s'intéressent aux maladies dégénératives.

Autres :

Manuel de protocoles neurologiques pour l'infirmier - Un guide pratique pour la prise en charge quotidienne des patients neurologiques.

Podcasts sur la neurologie - Une méthode moderne pour apprendre en déplacement. Il existe plusieurs podcasts dédiés à la neurologie, à ses découvertes et à la pratique clinique.

Voici une liste de ressources et lectures recommandées pour l'infirmier en neurologie dans l'espace francophone :

Livres de référence :

Précis de neurologie par Paul Macé - Une exploration complète des maladies neurologiques, adaptée aux professionnels de santé.

Fondements des neurosciences par Bernard Bioulac et Michel Pêlegrini-Issac – Une introduction détaillée aux neurosciences.

La pratique de l'infirmière en neurologie - Un guide dédié spécifiquement à la pratique infirmière dans le domaine neurologique.

Journaux spécialisés :

Revue Neurologique - Une revue clinique et scientifique dédiée aux neurosciences.

La Lettre du Neurologue - Bulletin d'information axé sur les actualités et avancées dans le domaine de la neurologie.

Sites web :

Société Française de Neurologie (SFN) - Propose des ressources, actualités, formations, et informations sur les dernières recherches en neurologie.

Association des Neurologues Libéraux de Langue Française (ANLLF) - Ressources et actualités pour les neurologues et professionnels associés.

Webinaires et formations en ligne :

Université numérique francophone mondiale - Cette plateforme propose des modules de formation dédiés aux professionnels de santé, y compris en neurologie.

Formations en ligne dédiées aux soins infirmiers - De nombreuses institutions francophones proposent des MOOCs et autres formations à distance pour les infirmiers.

Conférences et séminaires :

Congrès de la Société Française de Neurologie - Un événement annuel regroupant de nombreux professionnels du domaine.

Journées de Neurologie de Langue Française - Conférences, ateliers et présentations sur les dernières découvertes et pratiques en neurologie.

Autres :

Manuels de protocoles et guides pratiques dédiés aux soins en neurologie - Certains éditeurs spécialisés en santé publient régulièrement des ouvrages pratiques pour les infirmiers.

Podcasts sur la neurologie en langue française - De plus en plus de plateformes proposent des contenus audio sur des thématiques médicales pour apprendre en déplacement.

Il est également recommandé de rejoindre des associations professionnelles, car elles offrent souvent des ressources, des formations et des opportunités de réseautage pour les professionnels. Enfin, l'importance de l'expérience sur le terrain ne saurait être sous-estimée; travailler en étroite collaboration avec des mentors et des collègues expérimentés est une excellente manière d'apprendre et de grandir professionnellement.

Retrouvez chacun de mes livres publiés sur Amazon sur le lien suivant :

https://www.amazon.fr/dp/B0CP8T3K57

Pour un prix unitaire beaucoup plus intéressant, vous pouvez également acheter l'intégralité de mes livres en format e-books (pdf) sur le site internet suivant :

http://espaceformation-ide.com

Avec toute ma considération…

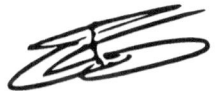

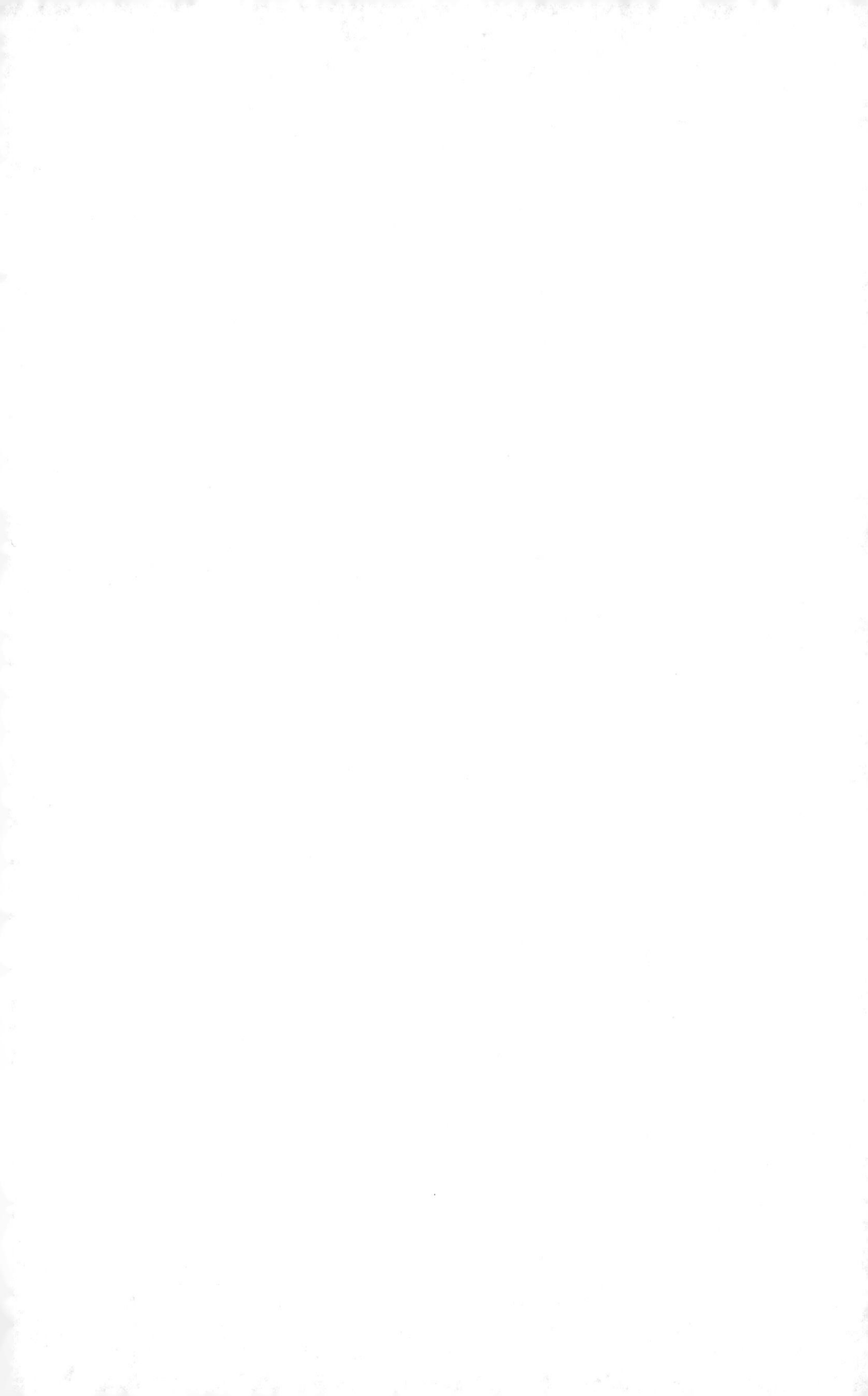

www.ingramcontent.com/pod-product-compliance
Lightning Source LLC
Chambersburg PA
CBHW070116010626
45794CB00013B/1826